シリーズ
専門医に聞く
「新しい治療とクスリ」
3

糖尿病

(財)結核予防会理事
総合健診推進センター所長
宮崎 滋
インタヴュー・構成 尾形道夫

論創社

『専門医に聞く』シリーズ刊行にあたって

　この本を手に取っていただき、ありがとうございます。
　この本に関心をもたれたのは、あなたか、あなたのご家族が「糖尿病」あるいは「境界型」と診断され、もしかすると治療が始まっているからでしょうか。
　間に合わなかった？……大丈夫。けっして遅いことはありません。

　どんな病気でもそうですが、医師の話はやたら難しいというのが通り相場です。あちらは医学という学問を何十年と勉強してきたわけで、これまで病気や医学と無縁だった私たちとは土台が違います。その上、口にする医学用語は独特の言葉を使い回し、早口で英語やABCの略語がやたら飛び交い、日本語にしても頭蓋骨をなにげに「とうがいこつ」と読ませたりするのが「医学」なのです。
　ですから、診察室で聞いた医師の話がチンプンカンプンだったとしても、それはあなたのせいではありません。100パーセント医師の責任です。話を聞く時間も限られているし、がんのようにすぐ命に関わるような病気なら、聞いた瞬間、頭が真白になって、あとのことはよく覚えていないということもあるでしょう。でも、それら全てを心得た上で、あなたが知らねばならないことを的確に伝えるのが、医師の本来の

役割なのです。

　私が信頼しているベテランの神経内科医は、自身の役割について、次のように語っています。

　「患者さんにとって医師とは、道具のようなものだといつも思っています。いい道具でなければ、よい作品は生まれませんが、どんなにいい道具であっても、上手に使ってくれないとよい作品は生まれない。私は医師として、これまで患者さんに役立ついい道具になるべく努力してきたが、上手に使いこなしてくれる患者さんはさほど多くない。ときにはあまりにも使いかたが下手なのに、びっくりしてしまうことさえあります」

　まさに至言です。

　下手な使い方のいちばんは、患者自身が感じている体の変調を、正確に医師に伝えていない、あるいは伝えられていないことです。この伝えかたの上手下手が、医師という道具を使いこなせるかどうかに、直接つながります。

　あたり前のことですが、医師にとって、目の前の患者はあくまでも他人です。その他人が感じている現象や状態が、どういう性質でどういう内容のものなのかを、医師は出来る限り正確かつ忠実に、自らの心の中に描き出したいと思い、可能な限りの五感を使って診察に臨んでいるのです。

　そんな医師は、これから始まる診療の過程のなかで、いったいどのようなことに注意し、どういう情報を私たち患者から得て、患者にどういうことを知ってもらいたいと思ってい

るのでしょうか。

　また、医師という社会的な道具を上手に使いこなすため、患者は自身が自覚している症状などを、どのようなことに注意して医師に伝え、医師から何を知りたいと思っているのでしょうか。

　そんな、医師と患者、双方の架け橋になりたいという願いから、このシリーズは生まれました。

　この本でも、糖尿病という現代日本人の国民病について、患者であるあなたが知りたいことと医師にも知ってもらいたいことを、なるべくわかりやすく、医学的にみて間違いのない書きかたで表現しました。

　とくにいま、糖尿病にはこれまでにない効果を持った新薬が次々と出て、治療新時代の幕開けといわれています。

　その反面、糖尿病治療の基礎である食事や運動への注意がおろそかになり、肥満者がふえ、かえって糖尿病の患者が増加したことで、改めて食事療法と運動療法の重要性も再認識されています。

　この本では、あなたがもっとも知りたい新しいクスリや治療法についても、ページが許す限り紙幅を費やしています。

　クスリや検査、治療法のあれこれを知るうちに、糖尿病という病気が起こるメカニズムや、あなたが感じている自覚症状がなぜ起こったかをおのずと理解できて、これから始まる、あるいはすでに始まっている検査や治療が何のためのもので、治療の効果はどういうところに現われるのかもわかる……さ

らに、読み進むうちに、これまでずっと疑問に思っていたことのいくつかが「ああ、そうか」と雲散霧消し、今まで知らなかったことのいくつかが「そうなのか」と、ストンと腑に落ちる……ようになれば、これ以上の喜びはありません。

　この本が、あなたと医師とのいい架け橋になれますように。

はじめに

　糖尿病はこわい、改めてそう実感したのは、数年前、私の同年齢の友人が糖尿病で急死したときでした。彼は突然、夜中に苦しみだし、救急車が到着したときには心肺停止の状況、死因は心筋梗塞ということでした。

　若いときから肥満気味だった彼は、30歳になる前から糖尿病と診断され、何度も教育入院を繰り返していました。入院しているときは状態がいいのに、退院したらわるくなる、その繰り返しで、担当の医師からも激励代わりのきつい言葉をかけられていたのでしょうか、診察日が近くなると「病院にいくの嫌だよ」と、憂鬱そうでした。合併症のせいで、目が相当わるくなっていて、仕事にも影響していましたが、それでも前日まで、けっこう元気だったのです。

　思い出すのが、弁当のおかずに、いつも甘い煮豆の袋を別にもってきて、おいしそうに頬張っている彼の姿です。酒が呑めず、甘いもの好きで、何度もダイエットを試みても、あまり効果がない彼と「むずかしいよね」と、互いに慰め合っていたものです。

　彼のことは、けっして他人事ではありません。私自身、健康診断で「境界型」と診断されました。今回、話をお聞きした宮崎滋先生に「境界型だからまだよかった」と申し上げると「糖尿病になっていないということではなく、もう正常な

状態ではなくなったという意味ですから、つぎの行動をとるべきです」と、叱られました。

では具体的に、私はいったいどんな行動をとればいいのか……これがもっとも大きな本書の取材理由となりました。

糖尿病は21世紀の日本の国民病です。大雑把にいって、疑わしい人をふくめると、患者数はざっと2,000万人、男性の約27％、女性の約22％が、糖尿病かその予備群（境界型）で、さらに毎年、100万人近くの新しい患者がでている……こんな病気は、ほかにありません。

しかも患者は、私もふくめ、けっこう暢気なのです。なにより目立った自覚症状がありません。痛みや痒みもないから、あの検査のときちょっと血糖値が高かったな、くらいの認識です。そして、仕事も家事も忙しく、待ち時間の長い病院に行かない（行けない）理由なら、即座にいくつも挙げられます。だから多くの人が、医師の診療を受けていません。

これまでの私なら、そうだよねと、大きくうなずいたことでしょう。でも、今はちょっと違います。

糖尿病は、インスリンというホルモンの作用が充分でないために、血糖値がふつうより高くなってしまった病気です。その血糖値をコントロールしている臓器が、ご存じの膵臓です。私たちの臓器には、もともとかなりの予備力が備わっていますから、膵臓も半分くらい切除しても、血糖を正常に保つくらいの力は備えています。

だから、あなたの血糖値が高くなったのは、あなたの膵臓の能力が従来の半分以下になってしまったことを意味します。動物実験では膵臓を４分の３切除して初めて糖尿病の症状が現われたとか……これはかなり危機的なことです。

　糖尿病はいろいろな原因で起こります。遺伝も影響しますし、ストレスも影響します。なにより大きいのは生活習慣の食べすぎと運動不足で、その結果である肥満の影響も大きいから、メタボ健診が始まったのです。

　インスリンというホルモンが有名ですが、この出方がわるいだけが原因ではありません。たくさん出ているのに、その働きがいろいろなものでブロックされていることもあります。また、血糖値の上昇にはインスリンを出す膵臓だけでなく、肝臓も腎臓も関係していることが新たにわかってきたおかげで、たくさんの新薬が開発されたのです。

　みなさんは糖尿病を、いったいどんな病気とお考えでしょうか。尿に糖分が出ているだけの病気ではないし、血液の中の糖分が多い病気でもありません。

　糖尿病は血管と神経を侵し、さまざまな合併症を起こして患者を苦しめる病気です。友人の死因である心筋梗塞も「大血管障害」に分類される合併症の一つで、今どんどんふえています。関西の救急病院では、運び込まれる心筋梗塞や狭心症患者の９割が糖尿病だったと報告しているほどです。

　また、友人が悩まされた目の障害は「細小血管障害」とい

う糖尿病独特の合併症です。放置すれば失明のおそれがあります。腎症といわれる透析になってしまう腎臓障害も、細小血管障害の一つです。そのほか、よく聞くEDは神経障害の代表的な症状で、このようなさまざまな合併症が、患者の日々のQOL（生活の質）を落とし、ついには命さえ奪うことになってしまいます。

　それだけではありません。血管と神経の障害は、免疫力を低下させますから、糖尿病患者は、そうでない人より、多くの感染症になりやすいだけでなく、2～3倍もがんになりやすいといわれています。

　糖尿病は、ほんとうに大変な病気なのです。

　糖尿病治療の基本は、食生活を見直し、意識的に体を動かすことで減量を図ること、とよくいわれます。実際、いま本屋にいくと、糖尿病専門医の手になる「糖質制限」本や、それに反対する本が、たくさん目につきます。最近、病院にふえている「肥満外来」の多くは、糖尿病関連の代謝内科の医師が兼務していますから、ダイエットをふくめれば、家庭医学の分野で、もっとも多いのが糖尿病関連本かもしれません。

　ただ、境界型と分類された糖尿病予備群からいわせてもらうと、正論を突きつけられるばかりでは息が詰まります。生活を見直すように医師は簡単にいいますが、それがかなり難しい人もいるはず……いや、自分もふくめて、そのような人はかなり多いのではないでしょうか。

同じ生活習慣病の高血圧症は、塩分の制限をほとんどすることなく、クスリをのむだけで、血圧がかなりコントロールできるようになりました。脂質異常症も同様です。
　糖尿病ではどうでしょう。いま開発されている新薬を上手に利用すれば、治療の基本である食事療法や運動による体重管理がよりらくになり、病状の好転につながりはしないか……そんな期待も込めて、宮崎先生から初めに治療の目的と、つづいてクスリの話を始めていただきます。
　また、文中で「糖尿病」とあるのは、２型糖尿病のことで、１型などの糖尿病については、その都度、断り書きをしています。ご了承ください。

　　　　　　　　　　　　インタヴュー・構成　尾形　道夫

目次

はじめに──7

第1章 糖尿病治療のいま ─────────────── 15
　　～どんな新時代がひろがっているのか～
- 治療の目標が変わった……16
- 患者にもっとも合うクスリを選択するのが専門医のウデ……24
- 糖尿病のクスリの種類と効果……35
  - ①インスリンの分泌を促進させるクスリ……35
  - ②インスリン抵抗性を治すクスリ……42
  - ③糖の吸収や排泄を調節して血糖を下げるクスリ……48

第2章 インスリンは最後のクスリではない ─── 55
- インスリン注射の実際……57
- BOT や BPT……62
- 血糖を測るということ(自己測定 SMBG)……65
- インスリン療法からの離脱計画……67
- 注射の仕方……68
- 低血糖を恐れず、早急に対処……70
- シックディのときには……71

第3章 合併症の治療 ─────────────── 75
- 細小血管合併症～神経(糖尿病性神経障害)……77
- 細小血管合併症～目(糖尿病網膜症)……87
- 細小血管合併症～腎臓(糖尿病腎症～透析)……98
- 大血管合併症……116
- その他の合併症……122

第4章 食事療法の実力 ―――127
～「ゆるゆるダイエット」のすすめ～
境界型は体脂肪をへらして発症を予防……128
糖質制限ダイエット……129
食事療法の意味……134
「ゆるゆるダイエット」……135

第5章 運動療法の大きな役割 ――― 151
始める前に主治医に相談……154
基本は有酸素運動、筋トレと「ちょこまか運動」……155

第6章 糖尿病という病気 ――― 165
まず、最初にいくところは？……166
糖尿病は「検査の病気」……169
日本人は糖尿病になりやすい？……174
2型のような1型糖尿病もあります……176
こどもの糖尿病……179
妊娠糖尿病……181
家族の支え……184

おわりにあたって ――188

第1章
糖尿病治療のいま
~どんな新時代がひろがっているのか~

1. 治療の目標が変わった

　糖尿病治療の目的は、将来起こるかもしれない「合併症」をできるだけ起こらないようにすることです。どの合併症が起こっても、生活の質を落とすばかりか、生命さえ脅かされてしまいます。そのような合併症に対しては、起こってからの対策より、起こらないようにする予防が、ずっと重要です。

　これまで糖尿病の専門家たちは、合併症が起こるかどうかは罹病期間が最大の決定要因であり、その期間が長くなると、なんらかの合併症が起こって悪化するのは必然であり、血糖コントロールがわるければ短い期間で合併症が起こり、コントロールが良くても発症までに長い時間がかかるものの、いずれは合併症が起きる……と思っていました。

　今はそうではありません。どんな方法にせよ、早期に厳格な血糖コントロールをすれば、将来の合併症を防ぐことができ、たとえ合併症が出ても軽くすむ、というのが、私たち専門医の常識となっています。

　それは80年代後半から行なわれたさまざまな大規模な臨床試験の結果です。

　治療の目標が明らかに変わったのです。

① アメリカとカナダの研究〜「DCCT」

　アメリカとカナダの糖尿病専門クリニックで行なわれた

第1章 糖尿病治療のいま

DCCT (Diabetes Control and Complications Trial、研究期間：1983～1993) の対象は、発病してから1～5年の13～39歳の1型糖尿病*¹患者1,441人でした。

このうち糖尿病の3大合併症といわれる網膜症も腎症もない患者726人を、血糖コントロールをすることで網膜症の発症を抑制できるかどうか調べる「一次予防群」と、腎症はないけれど初期合併症の単純網膜症のある患者715人を、発症している網膜症の進行を抑えることができるかどうか調べる「二次介入群」とに分けました。さらに、それぞれを2つのグループに分け、一方は当時の標準治療である「中間型インスリン*²」を朝夕1～2回うつ「従来治療群」、もう片方は、各食前に「速効型インスリン」を3回、就寝前に中間型インスリンを1回うつか、あるいは体内にポンプを装着して24時間インスリンを皮下注入する「強化インスリン治療群」として、それぞれの「HbA1c（ヘモグロビンA1c*³）」を測りながら、経過を観察し、合併症の現われ方や血糖コントロールの状態を調べていったのです。

2つの群の平均HbA1cの値は、従来治療群が9.1％、強化インスリン治療群は7.4％で、この差が平均6年半の間維持された結果、強化インスリン治療群では網膜症の新規発症を76％、その進行は54％、腎症の発症を39％、進行が54％、神経障害は60％と、血糖コントロールを厳密にすれば、3大合併症の発症や進行が大幅に抑えられたことがわかったのです。

これは１型糖尿病についての研究でしたが、その後、２型糖尿病でも、血糖値を正常に近づけることで合併症の発症や進行を防ぐことができるかという臨床試験が、1987年から６年間、まったく同じデザインで行なわれました。日本で行なわれた Kumamoto Study です。対象の患者は110人と少なかったのですが、結果として、２型糖尿病においても厳格な血糖コントロールをすれば３大合併症が抑制できること、その目安として、HbA1c6.5％未満、空腹時血糖値110mg／dl（ミリグラム／デシリットル）未満、食後２時間血糖値を180mg／dl未満に保つこととわかり、以後、日本での血糖コントロールの指標となりました。

＊１ **型糖尿病**……インスリンをつくる膵臓のβ細胞がなんらかの理由で破壊され、インスリンが欠乏したことによって起こった糖尿病です。治療の基本はインスリンを注射によって適切に補充することで、食事制限や運動療法は、肥満をまねかない程度でよく、過度の生活指導は有害といわれています。患者がインスリン療法に習熟し、暮らしに合わせたインスリンの使い方ができるようにサポートすることが重要です。

＊２ **中間型インスリン**……インスリンは効果の出る早さと持続時間から「超速効型」「速効型」「中間型」「持効型」「混合型」の５種類があります。「中間型」は、注射して１時間半後に効果が現われ始め、４〜６時間後に最大となり、12〜16時間後に効果が消滅するようにつくられた製剤で、１日２回注射するのが一般的です。また「速効型」は食事の約30分前に注射して、食後の高血糖を改善するもので、30分〜１時間で効果がでて、５〜８時間持続します。

＊３ **ヘモグロビン（Hb）A1c**……いま、血糖コントロールをするとき、もっとも重要視されている指標です。高い血糖状態が続くと、赤血球中のタンパクであるヘモグロビンがブドウ糖と結びつきます。糖化といい、そのうちも

っとも糖尿病と密接なものが HbA1c です。赤血球の寿命はおよそ4か月で、この間体内を巡り、からだのすみずみにまで酸素を送り届けているうちに、血管内のブドウ糖と少しずつ結びつきます。血液中のブドウ糖が多ければ糖化された HbA1c もふえていきますから、HbA1c の値は、食事などで変動しない、赤血球の寿命のおよそ半分くらいの時期、つまり測った日から1～2か月間の血糖値の平均が推定できる数値となるわけです。

2013年5月の「熊本宣言2013」で、成人の HbA1c の目標値が次のように決定されました。
1. 血糖正常化を目指すときの目標値（正常値）：6.0% 未満
2. 合併症を予防するための治療目標値：7.0% 未満
3. 有害事象等で治療強化が困難な場合の目標値：8.0% 未満

ただし、高齢者の場合、あまり厳格に血糖コントロールをすると、しばしば「低血糖」の状態を招き、認知機能の障害や心筋梗塞などを起こすことがわかってきました。そこで高齢者では、8.0% あたりを目標にすることとなっています。

② イギリスの研究～「UKPDS」

2つ目の大規模な臨床試験は、1977年から1991年にイギリスで行なわれた UKPDS（United Kingdom Prospective Diabetes Study）です。

計画された当時、糖尿病治療の現場は大きく揺れていました。2型糖尿病を対象とした最初の大規模臨床試験の結果、それまで有効とされていた血糖降下薬をのんでいたグループが、なにもしなかったグループの3倍も心臓血管死が多かったのです。クスリによって厳格な血糖コントロールをすると、合併症を抑制するどころか、心血管疾患の死亡が増加する、つまり厳格な血糖コントロールは百害あって一利なしではな

いか……そこで、血糖コントロールの影響だけでなく、そのために使う薬剤の違いも検討するという、かなり複雑な臨床試験になりました。その結果、日本での糖尿病経口薬の処方は62%から39%へと激減しました。

UKPDSがユニークだったのは、対象を2型糖尿病と診断されて間もない4,209人（平均年齢54歳）としたことです。これを食事療法中心の「従来治療グループ」と、薬物投与中心の「強化療法グループ」にわけ、強化療法グループは、インスリン注射のグループ、スルホニル尿素薬[*1]をのむグループ、そして太っている人はビグアナイド系[*2]と呼ばれるメトホルミンをのむグループに分けて、それぞれ血糖の目安であるHbA1cを測りながら、治療の効果や合併症発症の割合を10年間にわたってみていきました。

この間のHbA1cの平均は、従来治療群が7.9%で強化療法薬物治療群全体は7.0%と、強化療法群が従来治療群よりも低く、体重は1年後からどちらも上昇しましたが、とくに強化療法グループで目立っていました。

肝心の合併症ですが、眼、神経、腎臓という細小血管障害は強化療法グループのほうが従来治療群にくらべて25%減少しました。一方、心筋梗塞や脳梗塞という大血管障害ではとくに差がなく、ただメトホルミンを使った肥満グループでは、心筋梗塞の発症が39%も減ったことがわかりました。

つまり、血糖管理をきちんと行なえば「細小血管障害」は減少し、スルホニル尿素薬やインスリン療法をしても「大血

管障害」がふえることはなく、肥満した糖尿病患者ではビグアナイド薬のメトホルミンが心血管保護に有効ということが証明されたのです。

*1 スルホニル尿素薬（SU薬）……内服治療薬では今でも、最も多く使われているクスリで、インスリンを合成している膵臓のβ細胞に働き、インスリンの分泌を促進させます。新しいタイプのSU薬（グリメピリド：アマリール）では、末梢の筋肉でブドウ糖使用をふやし、肝臓からのブドウ糖放出を抑制する働きもあるといわれています。

*2 ビグアナイド系薬（BG薬）……肝臓が新しくブドウ糖をつくるのを抑える一方、筋肉や脂肪組織のブドウ糖取り込みを促進して、インスリンに対するからだの感受性の低下を改善するクスリです。また腸でのブドウ糖吸収を抑制する働きもあるといわれています。SU薬とならんでもっとも古典的な糖尿病内服治療薬です。

③ デンマークでの研究～Steno-2

3つめは、デンマークのSteno-2という研究です。この臨床試験の対象は2型糖尿病と診断された患者のうち、早期腎症の指標である微量アルブミン尿が認められた患者160人です。そして、血糖のみ通常通り治療した80人と、血糖に加えて血圧や脂質もふくめ、「良いことはすべてやる」という方針のもと、総合的に強化治療した80人を、約8年間、比較しました。

その結果、「強化治療群」は「通常治療群」にくらべて、心筋梗塞や脳梗塞の発症が53％も減少しただけでなく、3大合併症の発症も、腎症は61％、網膜症は58％、神経障害は63％と、低く抑えられることがわかったのです。

さらに驚くべき結果が出たのは、臨床試験が終わった後でした。

④ 遺産効果

この大規模治験は、終了後も長期にわたる追跡調査が行なわれ、参加した患者全員が、治療結果の良かった強化治療群に移りました。そして HbA1c の数値では差が見られなくなったまま、DCCT では14年間、UKPDS では10年間、Steno‐2 では5年半追跡した結果、この3つの臨床試験すべてで、最初に強化治療を始めた患者のほうが、ひきつづき合併症の発症が低かったのです。

DCCT では、元「強化インスリン治療グループ」の患者の合併症は低く抑えられたまま、大血管障害も57％の減少となったのにくらべ、元「従来治療グループ」では、細小血管合併症も大血管合併症も、明らかに多発していました。

UKPDS では、追跡調査開始1年後には、どちらの HbA1c も8％前後になりましたが、最初から薬物治療を行なっていたグループは、細小血管合併症の発症が低くおさえられたばかりか、食事療法中心の従来治療グループにくらべ、心筋梗塞で15％、全死亡率で13％の減少など、大血管合併症でも明らかな差がみられました。

Steno‐2 でも同じような結果で、総合的な強化治療群は、通常治療群にくらべて、心筋梗塞など心血管系の病気の発症率が59％も低かったのです。

これを「遺産効果」といいます。

　つまり、からだじゅうの血管がまだ傷んでいない糖尿病の「早期」に5〜10年の間、「厳格な血糖コントロール」や血圧や脂質の管理をきっちりすれば、ほぼ一生にわたって合併症発症リスクを押さえ込めるだけでなく、その後多少、血糖コントロールが悪化したとしても、20〜30年先に起きたはずの合併症を抑制できる、ということです。

　これが今の糖尿病治療の目的で、糖尿病を治療する意味がはっきりと科学的に裏付けられたことは、患者にとって、なにより大きな励みです。

　むろん、糖尿病での血糖コントロールの基本は食事療法と運動療法で、これは古今東西、変わらぬ真理です。これをのんでいれば、いくら食べても飲んでもいいというクスリは、残念ながらありません。しかし、これまで紹介した臨床試験で証明されたのは、血糖コントロールをしている患者の背中を、クスリで押してあげる意義です。これははっきりしていますし、そのクスリが種類もふえ、いろいろな効果が期待できるようになったのです。

　その実際を、少し時間を巻き戻しながら、みていくことにしましょう。

2. 患者にもっとも合うクスリを選択するのが専門医のウデ

　私が医師となった70年代前半、血糖をコントロールする内服薬は、スルホニル尿素系といわれるSU剤とビグアナイド系のBG剤の2種類しかありませんでした。しかも、BG剤は乳酸アシドーシスという致命率の高い深刻な副作用が出るおそれがあるため使いにくく、現実に使える経口内服薬はSU剤1種類だけといっていい状況でした。

　SU剤は、抗生物質の開発中に、副作用として血糖値を下げる作用があったことから、偶然発見されたクスリです。インスリンを出させる効果はけっこう強く、のんでもらうと、血糖値は見事に下がりました。ところが、当時はまだ決まった糖尿病の診断基準がなかったのです。

　いまではどこのクリニックでも測るHbA1cなどの検査項目が登場していなかった時代です。測るのは尿糖と血糖だけで、そのどちらかが高ければ糖尿病という、診断もきわめてあいまいなものでした。

　そして、糖尿病と診断された人たちに、強力なSU剤が処方されたからたまりません。患者によっては血糖値が下がりすぎて低血糖を起こし、実数は不明ですが、おそらく国内だけで数百人は亡くなったと考えられています。

　今なら、承認取り消し、製造中止となったかもしれません。

しかし、食事療法と運動療法だけでは血糖値がコントロールできない患者は、今も昔もたくさんいました。その上、もう一方のBG剤が一部の薬剤承認を取消され、信用はがたおちだったため、その後もSU剤を改良しつつ、医師は低血糖の副作用に極力気を使いながら、使い続けねばならなかったのです。

そんな糖尿病治療薬(内服だけ)の状況を端的に表したのが、下の表です。90年代半ばにα-グルコシダーゼ阻害薬が承認されるまで、血糖値がコントロールできる内服薬はSU剤だけという時代が、長くつづきました。
(GLP-1受容体作動薬やインスリンは注射です)

糖尿病治療薬開発の歴史

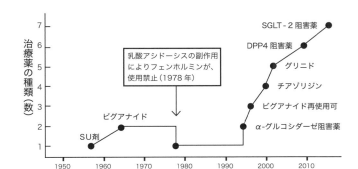

もちろん、糖尿病を治そうと、研究者はさまざまな角度からアプローチし、日々猛烈な新薬開発を行なっていました。その努力が90年代以降に実を結び、今やクスリの選択に迷

うくらいの状況となったのです。

現在は内服薬として、
- スルホニル・ウラシル薬(SU薬)
- 速効型インスリン分泌促進薬(グリニド)
- DDP‐4阻害剤
- ビグアナイド系薬剤(BG薬)
- チアゾリジン系薬剤(TZD)
- αグルコシダーゼ阻害剤(αGI)
- SGLT2阻害剤 があり、

これに、次の2種類の注射薬が加わります。
- インスリン
- GLP‐1受容体作動薬

これらを大雑把に分類すると、インスリンの分泌を増やすのを促すのがSU薬、グリニド薬、DPP‐4阻害薬。インスリンの効きを良くするのがBG薬とチアゾリジン薬。糖の吸収や排泄を調節して血糖をコントロールするのがα-グルコシダーゼ阻害薬とSGLT2阻害薬ということになります。(それにしても、このアルファベットや術語ばかりの名称はどうにかならないのでしょうか。)

90年代以降発売された新しい糖尿病治療薬は、膵臓や肝臓だけでなく、腸管や脂肪組織、筋肉、腎臓など、さまざまな臓器に作用して血糖を下げる作用をもっています。効果の出るメカニズムがそれぞれ違っているたくさんのクスリを、目の前の患者の状態や目標に合わせて、どう選択し、どのくら

いの用量をどう組み合わせていくのかが、現在の糖尿病専門医の腕の見せ所となったわけです。

しかも、これら新しいクスリには、体重を減らすことができ、低血糖を起こさないなど、患者にとってありがたいクスリも少なくありません。これがどれだけ食事療法と運動療法に励む患者たちの背中を後押しし、血糖コントロールを楽にすることか……境界型なら体重が減らすだけで、かなりの問題が解決でき、糖尿病に進むことを予防できるのです。

治療新時代の到来という言葉は、けっして嘘でも、誇張でもありません。

① 足りないのか効きが悪いのか

クスリを選択するとき、最初に注意するのが患者のタイプです。具体的には、インスリンが足りなくてなったのか、それともインスリンの効果が発揮できないような条件がいろいろ体内にできたためになったのか、そのどちらの比重が大きいのかということです。

インスリンが出ている患者に、インスリンを出させるクスリをのませても意味がありませんし、インスリンが出せない患者に、インスリンの効き目を増やすクスリを処方しても意味がありません。どちらかを調べる検査は重要です。

インスリンが出ているのに、その効果が発揮できていない状態を「インスリン抵抗性」といいます。インスリンの働きを妨げる物質が体内でふえ、インスリンが筋肉や肝臓の細胞に

信号を伝える仕組みが働かなくなるためです。

　もう少し詳しく言うと、食事の中の糖質は、そのまま吸収されるわけではありません。アミラーゼなどの酵素でブドウ糖まで分解されて初めて小腸で吸収され、筋肉や肝臓へ運ばれてエネルギーとして使用され、余ったブドウ糖がグリコーゲンや脂肪として蓄えられます。各臓器にブドウ糖を送り込むのがインスリンで、細胞の入り口を開けて中へと届けます。このとき、インスリンの働きが悪くて入り口を少ししか開けられなかったら、細胞内に入るブドウ糖が減り、残りが血液中にあふれます。これが「インスリン抵抗性」の状態です。

　あるいは、インスリンの量が少なくても、おなじように入り口の開きは小さくなり、細胞内に入るブドウ糖の量はいつもより減ってしまいます。これが「インスリン分泌不全」の状態です。

　見分け方の一つは、肥満度です。太っている人はインスリン抵抗性が高く、やせている人はインスリンの分泌が低下している（BMI25以上、腹囲が男性で85cm、女性90cm以上なら抵抗性を疑う）というわけですが、今では、HOMA - RとHOMA - β、Cペプチドなどの検査で、さまざまな角度から抵抗性か分泌不全かを見るようになっています。

a. HOMA – R と HOMA – β

　軽い境界型の患者から軽度の糖尿病患者まで有効な方法で、使うのは、空腹時のインスリンの値と血糖値、つまり朝食抜きの空腹時に採血をするだけで、インスリン抵抗性の有無と

程度、またインスリンの分泌状態がわかります。

　HOMA-Rは、数値が高くなるほどインスリンが「効きにくくなっている」=「インスリン抵抗性が高い」ことを示す指標です。

$$HOMA-R = 空腹時インスリン値 \times 空腹時血糖値 \div 405$$

　健康な人の指数は1程度(1.6以下は正常)、2を超すと(2.5以上)インスリン抵抗性があると判断されます。また、この数値の高い人は、心筋梗塞や脳梗塞が起きやすいこともわかっています。

　一方、HOMA-βはインスリンの分泌機能を簡便に推定する指数で、空腹時血糖値とインスリン値を、以下の計算式にあてはめます。

$$HOMA-\beta = 360 \times 空腹時インスリン値 \div (空腹時血糖値 - 63)$$

　正常値は40〜60%で、それより低い場合にインスリン分泌が低下していると判定します。20%以下なら、インスリン治療が必要で、30%以上になれば、インスリンからの離脱が可能と判断できます。

b. Cペプチド〜もうひとつの指標

　膵臓でインスリンがつくられるとき、同じ量がインスリンから分離されて血液中に出て来る物質です。分解されないまま循環し、最後には尿中に排出されますから、この量を測れば、その人のインスリン分泌状態がわかります。インスリンの注射をしていても、膵臓の状態が把握できるのが長所です。基準値は1.2〜2.0ng/ml(ナノグラム／ミリリットル)。2

型糖尿病でインスリンの分泌が低下していれば、この値は低値になりますし、空腹時の値が0.5以下だと1型糖尿病が疑われます。

高度減少（0.5ng/ml 未満）	β細胞が破壊され、体内のインスリンがほぼゼロになって1型糖尿病が考えられる
軽度減少（0.5〜1.2ng/ml 未満）	何らかの原因でインスリン分泌が少なくなっている2型が考えられる
基準値内（1.2〜2.0ng/ml 未満）	インスリン分泌は正常だが、血糖値が高いときはインスリン抵抗性が考えられる場合もある
増加（2.0ng/ml 以上）	肥満によるインスリン分泌亢進、肝硬変などによるインスリン代謝の定価などが考えられる

ちなみに、インスリン抵抗性は、内臓脂肪型肥満の人に多くみられ、高血圧、高トリグリセライド（中性脂肪）血症や善玉のコレステロールが少なくなる低HDLコレステロール血症を併せ持つことがわかっています。インスリンは血圧やコレステロール、中性脂肪の代謝にも影響していると考えられますから、これらを併せ持つメタボリックシンドロームの危険性が騒がれているのです。

②低血糖を起こさない

2つめの基準は「低血糖」を起こさないことです。低血糖は血糖値が70〜50mg/dl以下になった状態で、クスリの服用法や量と、患者の生活のバランスがくずれたときに起こります。クスリをのんでいる患者にはつきものといっていい症状かもしれません。

しかし、低血糖を起こすクスリがある一方で、その危険性が少ないものもありますから、患者としては、低血糖の症状や対処法をしっかり心得て、上手に対応するすべを身につけておくことが大切です。クスリによってSU薬なら食前、速効型インスリン分泌促進薬なら食後に、低血糖が起こりやすい時間帯がありますから、しっかり知っておくことです。

低血糖でいちばんこわいのは「無自覚低血糖」です。低血糖状態になると、空腹感が出たり、急に無気力になったり、倦怠感を感じたり、汗が出たり、動悸がします。自律神経系が出す「危ない」という警戒信号です。ところが血糖値が激しく上下する「不安定型糖尿病」で何度も低血糖になっていたり、糖尿病の罹病期間が長くなって合併症である神経障害が起きたりすると、警戒信号がなくなる、つまり感じなくなることがあり、そんな人は警戒信号なしに、すぐ意識障害になってしまいます。これはきわめて危険な状態で、なぜなら、脳はブドウ糖だけが栄養ですから、ひどい低血糖状態が続くと、脳が死んでしまうからです。

しかも、こうした症状を起こすのは、酒呑みの患者に多いのです。とくにインスリンの注射をしている人が酒を呑むと、糖の代謝とアルコールの代謝が肝臓でバッティングして、アルコールの代謝が優先される結果、糖が肝臓から出て行かず、結果として低血糖に陥ってしまいます。そして実際は昏睡状態なのに、まわりの人には酔っぱらって寝ているように見えますから、そっとしておこうと、翌朝までそのままというこ

とが、決して少なくないのです。

　ちなみに単独で低血糖を起こしにくい内服薬は、ビグアナイド薬(BG)、チアゾリジン薬、DPP‐4阻害薬、SGLT2阻害薬、α-グルコシダーゼ阻害薬があげられます。

③ 太らせない

　糖尿病の気があるといわれた人は、医師から「やせなさい」といわれていることでしょう。肥満は糖尿病の原因になるだけでなく、悪化させる大きな原因にもなるからです。

　ところが、血糖をコントロールするクスリが、肥満を招くこともあるのです。その代表がSU薬で、どんどんインスリンを出させると、インスリンはエネルギーをためこむホルモンですから、血糖を下げるばかりでなく、どんどん太ってきて、そのためにインスリンが足りなくなって、クスリを増量しなくてはならなくなる、ということが少なからず起こります。また、インスリン抵抗性を治すチアゾリジン薬にも、体重をふやす副作用があります。

　その点、インスリン分泌を促進させるグリニド(速効型インスリン分泌促進薬)やDPP‐4阻害薬では、体重の増加は少ないといわれています。逆に、体重を減らす効果が認められているのは、BG薬のメトホルミンと、もっとも新しい内服薬であるSGLT2阻害薬です。

④ 食後高血糖を防ぐ

　誰でも食事のあとは一時的に血糖が上がります。食事で摂取されたブドウ糖が、腸で吸収されて血液中に入るためです。その後、インスリンの働きで肝臓や筋肉に取り込まれて血糖値は下がり、健康な人の場合、食後2時間で140mg/dl未満まで低下します。しかし、急激に上昇した血糖を下げる働きが充分でない糖尿病や予備群の人は、2時間経っても140mg/dl以上の状態が続きます。これが食後高血糖です。

　これは好ましい状態ではありません。たとえ3～4時間後に血糖が正常の110mg/dl以下になったとしても、一日のうちにそんなに大きく血糖が変動していると、動脈硬化が進行してどんどん血管が傷み、心筋梗塞や脳梗塞など大血管障害が起こりやすくなるからです。動脈硬化に食後高血糖が大変強い影響をしていることが明らかになったのです。

コラム

ブドウ糖負荷試験（GTT）

　まず空腹時血糖を測定するために採血をしたあと、一定量（75g）のブドウ糖水溶液を飲み、1時間後と2時間後に、再び採血して血糖値を測り、膵臓から分泌されるインスリンの働き具合を調べます。

　空腹時血糖が110mg/dl未満で、2時間後の値が140mg/dl未満なら「正常」、空腹時血糖126mg/dl以上、2時間後の値200mg/dl以上なら「糖尿病型」。空腹時血糖110～126mg/dl未満、2時間後の値140～200mg/dl未満が「境界型」とされます。

しかも、この状態はHbA1cの測定ではなかなかわかりません。HbA1cは1〜2か月の平均値ですから、空腹時の血糖が「正常」でも、実は食後高血糖だったことが、いくらでもあり得ます。これが「隠れ糖尿病」（耐糖能異常）で、糖尿病という病気の治療では、HbA1cに加えて、食前と食後の血糖値をみていく必要があるのです。

　食後高血糖かどうか調べるには、75g糖負荷試験が不可欠で、国際糖尿病連合（IDF）は、ガイドラインで食後高血糖を放置していると糖尿病になりやすく、食後高血糖の測定こそが糖尿病の早期発見のポイントだ、と強調しています。

　また、内服薬のうち、食後の高血糖を下げるのは、α-GI、グリニド（超速効型インスリン分泌促進薬）、DPP-4阻害薬にSGLT2阻害薬があげられます。

⑤ 切れ味鋭いクスリをできるだけ少なく

　基本的にクスリは併用で使います。そのときに問題になるのも、患者の糖尿病はインスリン抵抗性が主なのか、インスリンの分泌不足が主なのか、です。インスリン抵抗性の人ならBG薬とかチアゾリジン誘導体、DPP-4阻害薬やSGLT2阻害薬は併用しやすいのですが、SU薬を併用しても、インスリンが効かないところに、いくらインスリンを出させても上乗せ効果はないからです。

　よく相談を受けるのに、クスリがふえてこわいということがあります。次から次にクスリを出しているクリニックをみ

ると、互いに効果を打ち消しあう処方だったり、効果がそもそもないクスリを使っていることが結構あります。それを効果のあるクスリに変更すると、あっという間に血糖が下がりますから、もしクスリの種類や量がふえて不安になってきたら、一度、専門医に診てもらってください。

基本は、インスリン分泌が低下しているときにはDPP-4阻害薬、SU薬を内服で、注射ならGLP-1受容体作動薬やインスリンとなります。インスリン抵抗性が強くて肥満している患者にはビグアナイド薬（血糖が高い人）や、SLGT2阻害薬やチアゾリジン薬（血糖はそんなに高くない人）、食後の高血糖がはっきりしている患者にはグリニド薬やαグルコシダーゼ阻害薬ということになります。しかも、できれば体重の減るクスリを使いたいし、それで低血糖を起こさないクスリなら、いうことはありません。するとGLP-1とかDPP-4阻害薬、SLGT2阻害薬があがってきます。

では、それぞれのクスリにはどのような特徴（長所、短所）があるのでしょうか。

3. 糖尿病のクスリの種類と効果

① インスリンの分泌を促進させるクスリ

a. スルホニル尿素薬（SU薬）
　　……コストは安いが低血糖と体重増加の危険

1950年代からある内服の血糖降下薬で、今でもいちばん処方されているクスリです。でも処方されているのは、血糖

を下げる力が強力だった第2世代のグリベンクラミドにかわって、第3世代のグリメピリド(アマリール)が中心です。インスリンを出させる力は多少弱いものの、分泌不全だけでなく、インスリン抵抗性も改善させて、多面的な作用や安全性の面で、ほかのSU薬にないメリットがあるからです。

服用は朝夕1〜2回、1回1mgからスタートし、最大6mgまで、徐々にふやします。ほかのクスリが開発されたため、軽症の患者には、昨今あまり使われなくなりました。

マイルドなものから強力なものまで、多種の製品があるSU薬一般の特徴は、膵臓にインスリンを分泌する力が残っている人にしか効果がないことと、しばしば低血糖を起こすことです。確実な効き目を持っていますから、少量投与でも低血糖への配慮が必要で、砂糖やブドウ糖20gの携行を忘れないでください。

腎臓や肝臓が悪い人や高齢者では、遷延性低血糖という慢性的な低血糖状態になることがあります。元気がなくなり、ぼんやりして認知症と間違われる恐れもあります。

のんでいると非常にお腹が空くのも特徴の一つです。せっかくクスリで血糖値を下げたのに、空腹のため大食いして血糖値が上げてしまう例が、しばしばみられます。体重の増加もあり、過食傾向になると中性脂肪がふえ、HDLコレステロールの低下も懸念されます。

さらに、服用しているうちに、インスリンの分泌がわるくなり、ときにはゼロになることもあります。これを「二次無

効」といい、β細胞の機能がゼロ近くまでおちたわけで、こうなるとインスリンへの転換や併用、ほかのクスリへの切り替えを検討しなくてはなりません。

	一般名	商品名	
第2世代	グリベンクラミド	オイグルコン、ダオニール	効果・強
	グリクラジド	グリミクロン、グリミクロンHA	効果・弱
第3世代	グリメピリド	アマリール、グリメピリド	効果・中 インスリン抵抗性改善作用あり

b. グリニド（速効型インスリン分泌促進薬）……必ず食前にのむ

　食後血糖値だけが高い、軽症の患者に使われます。SU薬とおなじように膵臓のβ細胞を直接刺激して、食後のインスリンの分泌を促し、正常な分泌状態に戻すように働くクスリです。しかし、作用時間が3時間と、ごく短いのが特徴です。そのため食事の10分前にのみます。あまり早くのむと、食事前の空腹時に低血糖を起こす可能性がありますが、長引くことはありません。食事中や食後にのむと効果が弱くなりますから、のみ忘れたときには、のまないようにしてください。

　動脈硬化は食後高血糖のときから進展、悪化することがわ

一般名	商品名
ナテグリニド	ファスティック、スターシス
ミチグリニドカルシウム水和物	グルファスト
レパグリニド	シュアポスト

かっています。食後高血糖の改善は、糖尿病のみならず、動脈硬化の進行を防ぐためにも重要です。

c.DPP‐4阻害薬……低血糖の心配なく体重もふやさない

一般名	商品名	
シタグリプチン	ジャヌビア、グラクティブ	1日1〜2回服用
ビルダグリプチン	エクア	
アログリプチン	ネシーナ	
リナグリプチン	トラゼンタ	
テネリグリプチン	テネリア	
アナグリプチン	スイニー	
サキサグリプチン	オングリザ	
トレラグリプチン	ザファテック	週1回服用
オマリグリプチン	マリゼブ	

　夢の治療薬と呼ばれた「インクレチン関連薬」の一つです。低血糖を起こさず、体重もふやさない、それでいて血糖値を下げるのですから、夢と呼ばれたのも理解できます。

　インクレチンは、食事の刺激を受けて小腸で作られ、膵臓のβ細胞に作用して、インスリンを分泌促進させるホルモンです。十二指腸から分泌されるGIPと、小腸や大腸の一部から分泌されるGLP‐1(グルカゴン様ペプチド‐1)の2種があり、どちらも膵臓のβ細胞に働いてインスリンを出させます。しかし、GIPは脂肪を体にためて、体重をふやす働きがあるのに対し、GLP‐1は食欲を抑え、体重を減少させる働きのあることがわかってきました。そこでGLP‐1を血糖コントロール薬として使えないかと考えたのは、当然のことでした。

問題は、インクレチンが血液中に出ると、ほとんど瞬時にDPP‐4（ジペプチジルペプチターゼ4）という酵素で分解されてしまうことです。それならば、この酵素の力を弱めてしまえば、インクレチンは分解されず、膵臓に働いてインスリン分泌を促進させるはず、と考えられてできたのがDPP‐4阻害薬でした。

　このクスリは、インスリン分泌を促進させるだけでなく、おなじ膵臓のα細胞から出て血糖を高めるグルカゴンという、インスリンとは真逆の働きをするホルモンの分泌を抑えること、さらに膵臓に働いてインスリンをふやすのは、食後の血糖が高いときだけ、つまり血糖値が正常のときはインスリンの分泌を促さないこともわかり、単独で使えば、ほぼ低血糖を起こさない安全なクスリだと、大いに歓迎されました。

　また、体内でGLP‐1の濃度が上がると、小腸の動きが抑制され、吸収速度が遅くなった結果、血糖の上昇も緩やかになります。これまでインスリンの分泌が追いつかなかった膵臓も、タイミングよくインスリンが分泌でき、血糖を下げることができるのです。

　既存のクスリで血糖コントロールがうまくいかない2型糖尿病患者741人で行なわれた臨床試験では、DPP‐4阻害薬シタグリプチンを1日100mg服用したグループも、200mg服用したグループも、インスリン分泌能力をみるHOMA‐β指数が約13％も増加しています。つまり、このクスリをのめば、β細胞の再生と新生により、ある程度機能が復活する

ことが期待されるのです。

　いま DPP‐4 阻害薬は、日本人に多い、インスリン抵抗性が軽微で、インスリン分泌が追いつかず、食後すぐのインスリン分泌が不足しているというタイプに、とくに効果が高く、食後高血糖の解消も図れる、と評判です。

　副作用として、便秘のほか、食欲低下も報告されています。小腸の活動が緩やかになった結果、胃の中の食べ物もなかなか小腸へ流れていきません。すると満腹中枢が働いて、それ以上食べられなくなるのです。言葉をかえれば「腹八分目」ということで、つい食べ過ぎる患者にとって、わるい副作用ではないのかもしれません。ただ、薬価がかなり高いこと、新しいクスリなので長期投与の安全性が確立していないとい

コラム

アメリカ毒トカゲ

　世界で２種しかいない毒をもつトカゲの一つ。体長 60 センチ、体重２キロというから、かなりのヘビー級。別名のヒラモンスターは最初に発見されたアリゾナ州ヒラ川に由来しています。

　1930 年代、知り合いの内分泌学者から「毒のある動物にかまれると膵臓炎を起こす」と聞いたアメリカの医師が、かたっぱしから毒を持つ蛇や蛙、トカゲの唾液や毒液を調べました。すると、このヒラモンスターの唾液から、「インクレチン」に似た構造の物質が見つかり、いろいろ調べてみると、アミノ酸の配列が違っていて、DPP‐4 という酵素では分解されません。これこそ糖尿病専門医たちが追い求めた夢の治療薬だと、一躍脚光を浴びたのです。

う欠点もあります。

d. GLP‐1受容体作動薬……安全で効果もある注射薬

　もうひとつの「インクレチン関連薬」で、こちらは小腸で分泌されるGLP‐1というホルモンそのものをクスリにできないかと考え、開発された注射薬です。つまりDPP‐4という酵素で分解されないよう、アミノ酸配列を換えて、別のものを付け足してつくったクスリです

　特徴は、DPP‐4阻害薬同様、血糖値が高いときだけインスリン分泌を促進し、血糖値が低くなると作用しなくなって低血糖を起こしにくいこと、脳に作用して食欲を抑制して体重減少効果があること、そして、膵臓のβ細胞の機能を復活させる作用もあるかもしれないと期待されていることです。

　アメリカで2005年に承認されたエキセナチドは、アメリカ毒トカゲの唾液に含まれるExendin（エクセンディン）‐4というタンパク質から合成されたもので、インスリン注射との比較試験の結果、一躍注目を集めました。52週間行なわれ、ほぼおなじくらいのHbA1cの降下作用があっただけでなく、インスリンの被験者の体重が平均2.9kgふえたのに対して、

一般名	商品名	
リラグルチド	ビクトーザ	1日1〜2回注射
リキシセナチド	リキスミア	
エキセナチド	バイエッタ	
	ビデュリオン	週1回注射
デュラグルチド	トルリシティ	

逆に 2.5kg へっていたからです。

　別のリラグラチドを使った臨床試験では、膵臓のβ細胞機能の指標である HOMA－β が 14 週間の投与で改善し、最大分泌能もふえていたと報告されています。

　欠点は注射薬だということ、また、吐き気（50%以上）や嘔吐（10%前後）という消化器障害がかなりの頻度で起こることです。

　開発された当初は、朝夕二回の注射か、毎日 1 回の注射となっていましたが、今では 1 週間に 1 度の注射でいいというクスリも開発されました。

② インスリン抵抗性を治すクスリ
a. ビグアナイド薬（BG薬）……心血管障害や発がんを抑制

　古くて新しい、そして最近になって効果が見直され、年々評価が高くなっているクスリです。

　このクスリの歴史は中世ヨーロッパまで遡ります。当時、糖尿病患者の治療には、フレンチライラックという薬草が使われていました。実際に血糖値を下げる効果があったので、その薬草とおなじ成分グアニジンから作られたのが。ビグアナイド薬です。ビ・グアナイドという名称も 2 つの bi、グアニジンの guanidine が結合していることに由来しています。

　しかし、以前は危険性の高いクスリと思われていたのです。それは、70 年代にアメリカなどで、乳酸アシドーシスによる死者が出た、という報告が相次いだためでした。

乳酸アシドーシスは血液中に乳酸がふえて酸性となり、筋肉のケイレン、筋肉痛、ひどい脱力感、嘔吐などが起き、数時間のうちに昏睡状態になって50％以上が死んでしまう、たいへんおそろしい合併症です。

　ただ、どのような人が起こすのか、というリスク要因がはっきりわかってきた結果、むやみに恐れることはないという結論になりました。だから、肥満の糖尿病患者の多い欧米では、BG薬のメトホルミンが、糖尿病治療の第一選択薬になっています。

　過去の汚名を気にしてか、国内ではなかなか広まりませんでしたが、そのあいだにこのビグアナイド薬が果たしているすばらしい効果が、いくつも科学的に証明されました。

(1) AMPキナーゼという酵素を活性化して、筋肉や脂肪組織でブドウ糖の取り込みを促進し、インスリン抵抗性を改善させます。その結果、血液中のブドウ糖が組織に移り、血糖値が下がる……つまりインスリン分泌を促進することなく血糖を降下させる働きがあること。

(2) 肝臓で新しくブドウ糖が作られる（「糖新生」という）のを抑制し、肝臓からの糖の放出を少なくすること。

(3) 腸でのブドウ糖吸収を抑制すること。

(4) UKPDSで明らかになったように、とくに肥満者の心血管系を保護すること。

　さらに発がんリスクを低減していることが、いくつかの研究で証明されました。ある研究では、メトホルミンをのんで

いない糖尿病患者の発がん率11.6%に対して、のんでいた人たちは7.3%でした。インスリン抵抗性を治すことが、発がんの抑制につながっているのかもしれません。糖尿病患者の発がん率が高いのは周知の事実ですから、これはなによりの朗報でしょう。

　これが最近いわれている「メトホルミンの逆襲」です。もちろん、古いクスリなので、薬価が安いこと、低血糖の恐れがないこと、食欲を低下させて体重をふやさないので、血糖値の低下とともに血液中の脂質も改善し、脂肪肝の改善にもつながることも長所です。

　また血糖値降下の作用は、のんだクスリの用量にほぼ比例することがわかっています。日本でも臨床試験の結果、1500mg/日までの増量が認められました。

　乳酸アシドーシス以外の副作用は、下痢や悪心などの消化器症状があげられます。750mg/日までなら多くは起こっていませんから、のむときには1日1錠2〜3回から始めて、症状がでなければ、少しずつふやしていけばいいでしょう。

一般名	商品名
メトホルミン	グリコラン、メトグルコ、メトホルミン塩酸塩、ネルビス
ブホルミン	ジベトス、シベトンS

b. チアゾリジン系（TZD薬）……体重増加とむくみに注意

　メタボリック・シンドロームとともに、危険性が指摘されたのが「内臓脂肪」、名の通り、腹の内臓のまわりというか外

側についた脂肪です。これがびっしりついた肥満のタイプが「上半身肥満」とか「リンゴ型肥満」といわれて、生活習慣病になりやすい、いわゆる「ビール腹」です。

　ビール腹がなぜ生活習慣病を引き起こすのか、それは、内臓脂肪を構成している脂肪細胞がどんどん肥大するにつれ、どんどん悪玉物質（アディポサイトカイン）を放出し、血管などにダメージを与えるからです。悪玉物質のなかにはインスリンの働きを弱め、インスリン抵抗性を強める物質もあります。そんな肥大した脂肪細胞に働いて、小さく分割し、悪玉物質を放出させなくして、インスリン抵抗性を改善するのがチアゾリジン系のクスリです。

　おなじ脂肪細胞でも、小さいうちは、アディポネクチンなど「善玉」ホルモンを分泌します。アディポネクチンにはさまざまな働きのあることが、近年次々に解明されていますが、その一つが、先のBG薬と同じようにAMPキナーゼという酵素を活性化して、筋肉や肝臓で脂肪を燃焼させ、血糖を減らす効果です。すなわち、インスリン抵抗性を改善させるホルモンでもあるのです。

　ただ、このホルモンは肥満になるほど、それも内臓脂肪がたまるにつれ、急激に減ってしまいます。そして摂取エネルギーが過剰となって、取り込まれる脂肪酸がふえると、脂肪細胞も限界まで肥大化するだけではおさまらず、限界を超えた脂肪細胞は分裂して、それぞれがまた肥大化へと、悪のスパイラルが始まるのです。

思い切り肥大化した脂肪細胞からは、TNF-αとかPAI-1、レジスチンなどの悪玉ホルモンがどっと出ます。PAI-1は血液を凝固させる酵素の働きを阻害して血栓を溶けにくくさせて、動脈硬化を進行させます。TNF-αは、インスリンの効き目をわるくし、糖を細胞内に取り込ませにくくします。だから、内臓脂肪型肥満の人は動脈硬化が進行するとともに、インスリン抵抗性が高まって、糖尿病の程度もひどくなるのです。

　そんな肥大した脂肪細胞を攻撃するのが、TZD薬です。やり方は巧妙で、細胞の分化作用をうけもつPPAR-γという転写因子を活性化して、肥大した脂肪細胞を細胞死させる一方、前段階の脂肪細胞を小さな脂肪細胞へどんどん「分化」させるのです。この作用は肥満度が高ければ高いほど強いといわれ、こうしてPAI-1やTNF-αの分泌を減らし、アディポネクチンの分泌を促進することで、インスリン抵抗性を改善して血糖を下げますから、肥満した患者によく処方され

コラム

アディポネクチンをふやすには

　基本は運動ですが、激しい運動は不要です。ウォーキングを日常生活に取り入れると、数カ月で効果が出ます。目安はウエストサイズ。小さくなった分だけ、アディポネクチンがふえています。また、大豆や野菜を食べることも効果があり、野菜にはアディポネクチン様物質があるともいわれています。

ます。

　抗炎症作用も報告されているほか、長期的な血糖低下作用の有効性と安全性も、20,000例という大規模な調査で確認されました。また、大血管障害の抑制についても、既往のある糖尿病患者での有効性が二重盲検法で初めて検証され、心筋梗塞再発を28％、脳卒中を47％抑制し、さらにインスリン注射導入は53％も低下させています。

　副作用のひとつが「むくみ」で、男性より女性に顕著にあらわれます。また、水分といっしょにナトリウムもたまってしまうため、心臓に負担がかかって心不全を悪化させることもありますから、心疾患を合併しやすい高齢者やむくみが起こりやすい女性は注意してください。むくみが起こったら減塩食を心がけるとともに、利尿薬も使います。まれに肝障害を起こす（2,000～5,000人に1人）といわれているため、定期的に肝機能検査を行なう必要があります。欧米では膀胱がんを、わずかですが、ふやすともいわれています。

　いま日本ではアクトス（商品名）だけが承認されています。単独でのんでいれば低血糖の恐れはまずありませんが、体重が増加することもあるので、体重管理をよりいっそう行なう必要があります。日本ではアマリールのつぎに多く処方されている血糖降下薬で、血糖値はそんなに高くなく、インスリ

一般名	商品名
ピオグリタゾン	アクトス、ビオグリタゾン

ンの効きの悪い人に、よく使われています。

③ 糖の吸収や排泄を調節して血糖を下げるクスリ
a. α-グルコシダーゼ阻害薬（α-GI）
　　……食事の直前にのむ、消化器症状に注意

　食事に含まれるでんぷんや糖質が小腸から吸収されるには、α-グルコシダーゼという消化酵素で、ブドウ糖などの単糖類に分解されなくてはなりません。

　小腸から吸収されたブドウ糖は、門脈という血管を通って肝臓に入ります。正常な状態なら、門脈に入ると同時に膵臓からインスリンが出て、肝臓は糖の放出を抑えてブドウ糖を取り込み、筋肉に送り込みます。しかし、糖尿病になるとインスリンが充分に出ていないので、肝臓からの糖放出が抑えられないばかりか、取り込みも低下したままとなって、大量のブドウ糖が血管にあふれ、体の隅々にまで流れ込んでしまうのです。

　では、α-グルコシダーゼの働きを抑えて、ブドウ糖に分解するのを邪魔すれば、どうなるでしょうか。分解はゆっくりとなり、ブドウ糖の吸収もゆっくりになります。当然、食後の血糖値の上昇もゆるやかとなって、どうしても遅れてしまうインスリンの分泌が間に合って、効率的に血糖値を下げることができる……これがα-グルコシダーゼ阻害薬の目的です。だから、食後高血糖だけが目立つ初期の患者や、ほかのクスリで空腹時の血糖値は低くなっているのに、食後高血糖

のある患者に、併用薬として使われます。

　効果のほどは申し分ありません。ただ、血糖値を下げるために、未消化の糖質を強制的に大腸近くまで移動させますから、クスリの量によってはお腹が張ったり（鼓腸といい、けっこう苦しいものです）、糖質が発酵してガスが増えたり、下痢したりという消化器症状があらわれることがあります。こうした副作用を防ぐには、少量から始めて、徐々にからだをならしていくことが肝要です。

　また、クスリの性質上、食事の直前にのむのが基本です。飲み忘れたとわかったら、食事の最中でもいいので、のんでください。それなりの効果はあるはずです。

　膵臓を刺激しませんから、低血糖になる恐れはほとんどなく、あるとしたら、SU薬といっしょにのんでいるときくらいです。ただ、そのときには砂糖ではなく、必ずブドウ糖をのむこと、砂糖ではクスリが分解と吸収をじゃまして、低血糖からなかなか回復しないからです。

一般名	商品名
アカルボース	グルコバイ、アカルボース
ボグリボース	ベイスン、ボグリボース、ベグリラート
ミグリトール	セイブル

b. SGLT2阻害薬……食後高血糖改善、体重減少

　このクスリのメカニズムを知ったときは、「邪道ではないか」と思いました。血糖値を下げるために、このクスリが働

くのは腎臓の尿細管です。尿細管には「再吸収」といって、からだに必要な物質を拾い上げるシステムがあります。再吸収の割合と量はものすごく大きく、血液を漉しとって腎臓でつくる原尿*は1日180ℓにもなりますが、実際に尿として排出されるのは1ℓかせいぜい2ℓ、2ℓとしても99%も再吸収されています。

　この原尿にはブドウ糖が血漿とおなじ濃度で含まれていますから、健康な場合、水分とおなじくらいの99%が再吸収され、血糖値の維持に寄与しています。その再吸収の働きを阻害して尿に出す糖をふやせば、その分、血糖が下がる……これが大雑把なこのクスリのメカニズムです。

　その中心が、薬品名にもなったSGLT2です。SGLT2とは尿細管でブドウ糖を90%以上、再吸収している「ナトリウム・ブドウ糖共輸送担体」のことで、これを働かせなくするのがSGLT2阻害薬です。血液中の糖がふえすぎたときだけ、尿糖をふやして体外に流します。ふえすぎた分だけ流すので、低血糖になることはありません。

　切れ味はシャープです。のんだその日から食後高血糖が改善して、患者を大いに喜ばせます。また、多尿になります。エネルギー源のブドウ糖を尿糖というかたちでどんどん排出するからです。すると体重が減り、ついで、空腹時の血糖値も下がりはじめます。あるクリニックの報告では2週間で空腹時血糖値が下がり始めたそうです。

　体重が減るのには、エネルギー源としてブドウ糖が使えな

いことも関係しています。代わりに脂肪が使われて、およそ1年で3キロ程度、体重がへることがわかっています。

　先のαグルコシダーゼ阻害薬は、腸管内でブドウ糖吸収を遅らせるだけで、小腸の上部で吸収されなかったブドウ糖も下部で吸収され、ダイエットにはなりません。

　では2年で6キロ、3年で9キロ？　そうは問屋が卸しません。体重の減少は1年目の3キロがピークです。逆に、食べても血糖値があがりませんから、患者が安心して食べ過ぎるなど、食事療法を守らなくなってしまう傾向も指摘されてい

コラム

クスリをのんでも血糖コントロールがうまくいかないとき、立ち止まって考えましょう

1. 食事療法、運動療法はきちんとできていますか？
2. 服薬の時間帯や服薬量を間違えていませんか？
3. 血糖を下げる作用を弱めるステロイド薬や利尿薬をのんでいませんか？
4. サリチル酸製剤やβ遮断薬など、血糖を下げる力を強めるクスリをのんでいませんか？
5. 自己判断で勝手にクスリを飲むのをやめたりしないでください。クスリの量を減らす、ふやす、やめるなどの判断は、必ず医師の指示にしたがってください。
6. いまのんでいるクスリに少しでも不安や疑問があれば、遠慮せずに主治医に尋ねてください。
（これがもっとも重要です。自分のからだのことですから、本当に遠慮せずに！）

ます。

　多尿で、たくさんの尿糖を排出する……それは糖尿病がかなり進んだ状態です。SGLT2阻害薬はその状態を人工的に作り出すクスリです。エネルギーをロスさせ、体内のバランスを崩すクスリといってもいいでしょう。

　問題は、実際に使われ始めて、事前に予想されていなかった副作用がいろいろ報告されていることです。日本糖尿病学会は、重症の低血糖が12人、重症の脱水が15人、脳梗塞が12人、重症の薬疹（スティーブンス・ジョンソン症候群）が1人出たと発表しました。

一般名	商品名
イプラグリフロジン	スーグラ
ダパグリフロジン	フォシーガ
ルセオグリフロジン	ルセフィ
トホグリフロジン	デベルザ、アプルウェイ
カナグリフロジン	カナグル
エンパグリフロジン	ジャディアンス

　多尿などによる体内の水分減少が、脱水や脳梗塞の原因だったのでしょう。高齢者への投与は慎重の上にも慎重に行なうこと、利尿薬と併用しないこと、発熱や下痢、紅斑などが出たときには、すぐのむのをやめること、の注意喚起が必要です。当初から心配されていた尿路感染や性器感染（とくに女性）も、適宜問診など行なって発見に努めること、と学会は述べています。そのほか薬価がかなり高いこと、長期に使

った場合の副作用がわかっていないことも欠点でしょう。

　結論として、SGLT2阻害薬は、肥満傾向の若い患者に向いていて、痩せ型の患者や高齢の患者にはあまり向いていない、ということになります。

***原尿**……血液が腎臓の糸球体で濾過されて血球やタンパク質を取り除かれた液。尿素、ブドウ糖、アミノ酸、ナトリウムはまだ含まれており、尿細管を通るとき再吸収されて、尿となる。

第2章
インスリンは最後のクスリではない

インスリンは、ペニシリンやステロイドと並ぶ20世紀の「奇跡のクスリ」のひとつです。このおかげでどれだけの命が救われたか……それまで重症の1型糖尿病になった子どもたちが受けていたのは、飢餓療法といって、ほとんど炭水化物をとらず、入院して寝ているだけの治療でした。それでも患者の寿命を数年のばすのがせいいっぱいで、1型糖尿病は、まさに死病だったのです。

　インスリンはそんな子どもたちを死から救い、日本でもこの約90年間にざっと100万人以上の糖尿病患者に使われています。糖尿病治療におけるいちばん最初の、もっとも効果のあるクスリということに間違いありません。

　ただ、インスリン注射に抵抗がある糖尿病の患者は少なくありません。助からない重症の患者が使うものだという誤解や偏見がすりこまれているためなのでしょうか。だから、インスリンになるといわれると、のみ薬ではだめかという人がとても多いのです。痛いのではないか、一生ものでやめられないのではないかと、インスリン注射イヤです、となることも珍しくありません。

　たしかにこれまでは、どんなクスリを使っても高血糖が解消されない患者や、SU薬でβ細胞が疲弊し、インスリン分泌が極端に減ってしまった患者に、インスリン注射が使われてきました。「最後のクスリ」というイメージができたのも無理からぬことかもしれません。

　しかし今、インスリン注射にしましょうといわれて、尻込

みしているのなら、明らかに間違っています。今はもっと早期にインスリン注射を使おう、インスリンを注射している間は膵臓のβ細胞は休むことができる、その間に機能回復を目指そう、そして最終的にはインスリン注射をやめよう、それが合併症の予防にもなる、というのが主流となっているからです。

　現在のインスリン注射は「最後のクスリ」ではありません。

1. インスリン注射の実際

　インスリンが発見されて、もうすぐ百年。この間、インスリン製剤は、注入器もあわせ、すさまじい進化を遂げました。現在のインスリン製剤は遺伝子組み換え技術で合成されたヒトインスリン(遺伝子工学で作られた最初の医薬品)で、さまざまな作用発現時間や作用持続時間のタイプが開発され、一人一人の状態や治療に合わせて選べるようになっています。注入器も、手の力が弱くても使えるものや、注入器に見えないよう患者心理に配慮したものなど、さまざまなものが開発されました。

① インスリン注射 注入器の種類
- ペン型(一体型)インスリン製剤のカートリッジと注入器が一体になったもの。
- ペン型(交換型)インスリン製剤のカートリッジを交換す

るタイプ。
- 特殊型（一体型）注入器が握力の弱い人や眼の不自由な高齢者でも操作しやすい形状になったもの。
- バイアル製剤＋インスリン専用シリンジ　速効型と中間型のインスリン製剤をシリンジ（注射器の筒の部分）内で混合して注射するタイプで、慣れが必要。

コラム

インスリンの発見

　1920年代は、世界中の研究者が競争しあっていた時代でした。糖尿病の原因が膵臓にあり、発見者の名を取ったランゲルハンス島から出る物質と関係があることは、すでにわかっていました。その「物質」をいちばん先に見つけること……。しかし、膵臓はそれ自体が強力な消化酵素を出す臓器ですから、その「物質」も酵素で分解されて、どうしても抽出できなかったのです。

　この難問をクリアしたのが、若き外科医バンティングでした。彼は医学雑誌で「膵臓の管が詰まると、消化液がでなくなる」という記事を読んで、膵管を縛って消化液を分泌する細胞を萎縮させれば、消化液は出なくなって、残りの細胞から血糖値を下げる物質が取り出せるのではないかというアイデアを実現すべく、トロント大学の生理学教授マクラウドを訪ね、研究室で実験させてくれないかと頼みました。

　バンティングとベストの実験が始まったのは1921年5月17日のこと。覚悟はしていましたが、苦闘の連続、もくろみ通りに膵臓が変性してくれません。やっとこれならという膵臓がとりだせたのは、7月も終わる時でした。2人は膵臓を氷冷したリンゲル液のなかですりつぶ

第2章 インスリンは最後のクスリではない

　インスリンは、インスリンの分泌が悪くても、抵抗性があっても、使うクスリです。使う量は患者ごとに異なり、肥満のためインスリン抵抗性が激しい人には、1日1本使っても効かないこともあります。

　インスリン注射の基本は、健康な人の自然な分泌状態に合わせることです。少量の分泌が常にあり（基礎分泌）、さらに食事ごとに血糖が上昇すると、大量のインスリンが分泌され

し、やっと手にした抽出物を糖尿病犬マージョリーに与えます。すると200mg/dlもあった血糖が110mg/dlまで下がりました。夢にまでみた「インスリン」の発見です。その後、別の2頭でも血糖降下作用があることを確認したとき、奇跡はこの上ないかたちで実を結んだのです。

　ただ、このとき抽出したものだけでは、人間の治療に量的にも質的にも不足でした、チームにコリップという生化学者が加わり、インスリンの原料も牛へ変わり、エタノールを使う精製の技術も大いに向上して、翌年1月11日、トロント大学に入院していた14歳のトンプソン少年に投与したのです。

　最初の注射では血糖値はごくわずか下がっただけでしたが、2週間後の1月23日、新しい抽出液を注射すると、血糖は520mg/dlから120mg/dlへと劇的に下がり、尿糖はほとんどなくなりました。この日以来、1型糖尿病は死病でなくなったのです。

　インスリンの発見後、バンティングとベストは1ドルで、インスリンに関するすべての権利をトロント大学に譲りました。そのおかげで、その後の患者は安くインスリンを使うことができるのです。

る(追加分泌)ことで、血液中のブドウ糖の量が一定に保たれるよう調整されています。

1型糖尿病は、インスリンが非常に不足しているか、全くない状態ですから、インスリン製剤を自己注射してインスリンを補い、健康な人の変動パターンに近づけて血糖のコントロールをします。これが「インスリン療法」です。

2型糖尿病でも、事情は変わりません。血糖コントロールがクスリだけではうまくいかない時や、妊娠している女性だけでなく、合併症を予防するために、いま積極的にインスリン導入が推奨されるようにもなりました。

インスリン製剤には、効果の発現時間や持続時間から、超速効型、速効型、中間型、混合型、持効型という種類があります。これらを使って、健康な人の血中のインスリン変動を、できるだけ忠実に再現するように努めます。

1型糖尿病では、基礎分泌と追加分泌のどちらも、インスリン製剤を1日数回注射(頻回注射といいます)して補います。これに血糖自己測定を組み合わせる方法を「強化インスリン療法」といい、始めるときには、入院して、やり方をマスターするのが普通です。

すなわち、血糖値を自己測定して、自身の血糖値変動を把握して、あらかじめ決められたインスリン投与量の範囲内で、食事の内容や運動量に応じ、インスリン量を調整しなくてはならないからです。調整を間違えると低血糖になりますから、なったときにはどうすればいいのかが、実は大事なポイント

です。人工的に血糖コントロールをするとき低血糖はつきものですから、注射のし方、血糖の測り方とともに、医師や看護師の指導のもと、低血糖の正しい対処法を身につけなくてならないのです。

　インスリンの基礎分泌を「中間型」や「持効型溶解インスリン製剤」の1日1～2回の注射で実現し、食事ごとの追加分泌（ボーラス）は「超速効型」や「速効型」インスリン製剤を1日3回、注射を組み合わせます。注射は、原則1日4回で、その間、1日1～7回程度の血糖値測定をするということが多いでしょう。

　リスクとしては、低血糖の心配（とくに自動車運転のとき）、急速な血糖コントロールの改善が原因で、糖尿病網膜症や神経症がときに悪化すること、そして体重がふえることがあります。

②インスリン製剤の種類

a. 超速効型インスリン製剤……食事直前の自己注射で食後高血糖を改善する追加分泌用のインスリン。10～20分で効果が現われ、3～5時間で消失します。

b. 速効型インスリン製剤……食事の30分前に自己注射して食後高血糖を改善します。30分～1時間で効果が出て、5～8時間持続します。レギュラーインスリンと呼ばれ、筋肉注射や静脈注射が唯一可能な（ほかは皮下注射）インスリン製剤です。食間の低血糖は間食でカバーします。

c. 中間型インスリン製剤……不足しているインスリンの基礎分泌を補い、空腹時血糖の上昇を抑制するため、持続的に作用するようにつくられたインスリン製剤です。1～3時間で効果が現われ、18～24時間持続します。朝食前30分以内、もしくは朝食直前に自己注射し、効果が短いようなら2回注射して、調整します。

d. 混合型インスリン製剤……超速効型や速効型と中間型を、いろいろな割合で混合し、基礎分泌と追加分泌を同時にできるようにつくられた製剤で、朝食直後に注射したり、朝食直前と夕食直前に注射します。最近は持効型に超速効型を組み合わせた製剤もあります。

e. 持効型溶解インスリン製剤……基礎分泌を補う目的でつくられました。1日中の血糖値を全体的に下げます。1～2時間で効果が出て、ほぼ一日つづきます。ライフスタイルにより、朝食前とか夕食前、あるいは寝る前など、いちばん都合のいいときに注射します。

2.BOT や BPT

　一方、2型糖尿病では、当初はおもに「追加分泌」が障害され、進行とともに「基礎分泌」も障害されるケースが多いようです。

　インスリンの分泌がほとんどなくなっているときには、先の1型糖尿病の方と同じようなインスリン製剤の使い方にな

りますが、インスリンがある程度分泌されているときでは、インスリン製剤でまず基礎分泌を治療するのか、追加分泌を治療するのか、一人一人に合った製剤が選択されます。食後の血糖を下げたいときには超速効型を食後に、血糖値を全体的に下げたいときは持効型や中間型を使います。

その他に、BOT（Basal Supported Oral Therapy）という持効型溶解インスリン製剤で基礎分泌を補い、追加分泌にはSU薬などを使う方法や、BPT（(Basal supported post Prandial ＋ GLP‑1 therapy）という、持効型溶解インスリン製剤で基礎分泌を補い、おなじタイミングでGLP‑1受容体作動薬を注射して、空腹時血糖値と食後高血糖を改善して血糖コントロールを安定させる、あなたの状態に合った方法が、主治医から提案されるはずです。

大切なことは、インスリン注射をいたずらに恐れないことです。その点、のみ薬はそのままで、注射は1回だけですむBOTや、注射は朝の1回でいいBPTというやり方は、長期的な安全性がわかっていないものの、1日に何度も注射することに抵抗がある患者に大いに魅力的に映っています。

しかも、これらの方法は、厄介な「糖毒性」を解消できる方法でもあるのです。

糖毒性とは、血糖の高いことが、膵臓のβ細胞にインスリン分泌を抑制するように働いてしまうことをいいます。膵臓のβ細胞は、わずかな血糖の変化も感知し、インスリンの分泌量を変えるのですが、血糖が高いと、その反応が鈍くなり、

インスリンを充分に分泌しなくなるのです。そこでインスリン製剤を使って血糖を下げると、β細胞の分泌能力が回復します。

血糖コントロールが不充分な患者は、食後の高血糖だけでなく、空腹時の血糖も上昇しています。だから持効型インスリンを補充して空腹時の高血糖を改善すると、全体の血糖値も下がって、糖毒性の解除が期待できるのです。そこで空腹

コラム

インスリン自己注射

インスリンの発見は大正10年。欧米ではインスリンの供給のめどがつくと、すぐ翌年から患者の自己注射が認められましたが、日本ではその後60年間、自己注射が認められず、保険の適用もありませんでした。患者の状態を知ろうとしない医師や厚生省の役人が、インスリン注射をしなくてもクスリ（SU薬）があるじゃないかと平気で発言していました。インスリン注射が不可欠な患者たちは週に何度も通院するか、自費でインスリンを購入し、自分で注射をするという「違法」行為をしてつないでいたのです。

そんな状況を終わりにしたのは、インスリン発見50周年の昭和46年、東京女子医科大学の平田幸正教授などの糖尿病協会がはじめた署名運動がきっかけでした。このときは11万人の署名を集めたものの国を動かすことができませんでしたが、その後も地道な運動を続けた結果、昭和56年、自己注射がやっと認められました。この間、いったい何人の糖尿病患者が亡くなったでしょうか。いまでもこの病気に無理解な医師や厚生官僚、政治家たちが、誤解に満ちた言説をもてあそんでいます。恥ずかしいことです。

時血糖値が 126 〜 200mg/dl くらいの人がインスリン治療に入るなら、BOT や BOT+、つまり一日のメインの食前にだけ超速効型インスリンを 1 回追加して、HbA1c の改善を目指す方法でうまくいくといわれています。さらに、基礎インスリンと GLP - 1 受容体作動薬をひとつに混合した注射薬も開発中です。これができれば、まさに注射は 1 回だけですみ、経口血糖降下薬で血糖のコントロールがうまくいかなくなった人がつぎに使うのは、この開発中の注射薬で決まり、となるかもしれません。

いずれにせよ、自己注射をするときには、血糖値の自己測定もふくめ、必ず主治医の指導のもとで、正しく実践できることを確かめておく必要があります。

3. 血糖を測るということ（自己測定 SMBG）

血糖測定は、食事療法、運動療法、薬物療法と並ぶ糖尿病治療の第 4 の柱といわれます。きちんと血糖をコントロールする重要性が、多くの調査で明らかになってきたからです。しかも簡易型の測定器ができ、自宅で短時間に、少量の血液で、正確な測定ができるようになりました。

血糖の動きは人さまざまで、その上一定ではありません。クスリやインスリン注射を使っていると、さらに複雑な動きになります。そのような血糖をコントロールするには、必要

なときに血糖を測り、その動きをモニターしなくてはなりません。それが血糖自己測定 (SMBG Self Monitoring of Blood Glucose) で、とくに強化インスリン療法をやっているときは不可欠です。また、経口の血糖降下薬や食事療法だけではなかなか治療効果があがらない人にも、原因を探る上で、大いに有意義な方法です。

　食事や運動、ストレス、病気で大きく変動する血糖を、自己測定していくにつれ、自分はどういうときに上がるのか、そして下がるのかが、少しずつわかってきます。糖尿病以外の病気にかかったシック・ディのときにも測ります。そのデータは必ず記録して、つぎの通院のときに主治医と検討します。この記録と報告が大事で、主治医は自己測定した血糖値

コラム

測定するときの注意点

1. 腹や二の腕、手のひらで採血すると痛くない……指先より痛点が少ないところです。
2. とにかく結果をメモをする
3. 低血糖になる前に自己測定で早期発見、早期対応……理想的な血糖値を目指すほど低血糖との戦いになります。
4. 食前・食後、セットで測定……ヘモグロビン (Hb)A1c を下げるには、食後の高血糖をいかに抑えるかがポイントです。
5. 測定機器はきれいに……血液の汚れや小さな埃が故障の元になります。持ち運ぶときには専用の袋やケースに入れます。

のデータと、病院で測ったHbA1cなどの数値を総合して、今後の方針を決め、必要なら治療法の変更をします。

　血糖測定器は、指に針をさしてごく少量の血液を採り、それをセンサーにつけて、デジタルで血糖値をだす仕組みです。計測器本体はずっと使えますが、穿刺針とセンサーチップは1回ごとに廃棄します。値段は本体が1～2万円前後、針とセンサー併せて、1回分100～150円ほどです。

　インスリンやGLP-1を自己注射している人には、健康保険が適用されます。1型では1日4回まで、2型では3回まで適用対象になります。

4. インスリン療法からの離脱計画

　外からインスリンを補給してβ細胞を休ませていると「糖毒性」が解除して、膵臓のβ細胞の機能が回復し、インスリンの分泌が復活して、経口の血糖降下薬の治療に戻ることができる場合があります。これこそが、現在盛んに行なわれている積極的なインスリン療法導入の狙いなのです。

　どういう状態になったら、インスリン療法から離脱できるという基準や検査法はありません。目安として、糖負荷試験を行なって、その結果を下記の計算式にあてはめて「インスリン産生指数」を求める、という方法があります。

（30分後のインスリン値−スタート時のインスリン値）
÷（30分後の血糖値−スタート時の血糖値）

この指数が0.1以上になれば、インスリン注射が中止できるかもしれません。離脱後は、SU薬や速効型インスリン分泌促進薬を少量にして膵臓の負担をへらし、そのかわりに、β細胞への刺激が少ないα-グルコシダーゼ阻害薬やBG薬のインスリン抵抗性改善薬をメインに投与していきます。

　もちろん、目標は良好な血糖コントロールですから、インスリンの量が減ったからといって、なにがなんでも離脱しなくてはならないというわけではありません。現時点で、インスリンほど血糖コントロールが確実で有効な治療薬はありませんから、主治医とよく相談して、負担にならずに続けられる、いい治療法をみつけることが、なにより大事です。

5. 注射の仕方

　インスリンは皮下注射です。筋肉に針が入らないよう、軽く皮膚をもちあげて注射します。いまいちばん使われているのが「ペン型」の注入器です。携帯しやすい上に、決まった量を正確に注入できるからです。インスリンカートリッジと注入器が一体になっているものと、インスリンカートリッジが交換できるものがあり、どちらも使い捨ての針（ほんとうに細く短くなりました）をつけ、必要なインスリン量を目盛りで合わせてから注射します。

　注射する場所は、吸収が早く、温度変化が少なく、運動の影響も受けにくい腹がもっとも適しています。二の腕の外側、

お尻、太もものの外側も注射に適していますが、お腹→二の腕の外側→尻→太ももの外側の順にインスリンの吸収速度が遅くなるので、腹ならいつも腹と決めて注射するといいでしょう。ただ、同じところには注射しないこと、その部分が硬くなってしまいます。たとえば、たくさん孔の開いた「サイトローテーションシート」を使って、少しずつずらしていくなど、工夫してみてください。

　吸収速度が違うと、めまいや手指のふるえ、異常な空腹感など、思わぬ低血糖を招いたりします。同じ理由で、インスリン注射直後に、入浴や運動は避けてください。末梢血管が拡張して、効きが早くなってしまいます。

　またインスリン製剤は凍結を避け、2～8℃で、遮光して保存するのが原則です。極端な温度変化に弱く、37℃をすぎると急速に変性が進みますし、直射日光にさらされても変性します。

　使っていないインスリンは、冷蔵庫の冷気の吹き出し口から離れた扉部分に保存するのがよく、一度凍ってしまうと、これまた変性して使えません。

　使用中のインスリンは、室温のまま保存してください。あまり冷たいと痛みが強まることがあります。冷蔵庫から出し入れすると、注入器の内部に結露が生じて故障や不具合の原因になりますから、開封した一体型や、交換型のカートリッジを装着した注入器は、冷蔵庫に入れないこと。搭乗のときは必ず手荷物として、客室内に持ち込んでください。

6. 低血糖を恐れず、早急に対処

　インスリン療法を行なっているとき、もっとも注意しなくてはいけないのが、低血糖とシックディへの対応です。

　低血糖は、充分な食事ができなかったり、食事時間が遅れたとき、空腹感の強いときに激しい運動で運動量や労働量が多すぎたとき、クスリやインスリンの量をふやしたり注射する時間を変えたとき、あるいは酒を飲み過ぎたり、解熱薬や鎮痛薬など、ほかのクスリを飲んだとき、女性では月経が始まるときに起こりやすくなります。

　ポイントは、低血糖を恐れないこと、症状が出たときはがまんせず、素早く処置をすることです。とくに危険な場所での作業や車の運転時には、低血糖が事故につながる可能性があるので注意してください。

　低血糖と感じたときは、すぐにブドウ糖や砂糖（スティックシュガーや角砂糖が便利）10〜20gをのむこと。そのためにもふだんから手の届くところにブドウ糖などを置いておき

ましょう。キャンディーやチョコレートは、吸収に時間がかかるので緊急用には不向きです。

　糖分を補給したあとは安静にし、食事の時間が近ければ食事にして再発を防ぎ、次の通院日に主治医に報告して指示を仰いでください。意識不明になったときに備えて、糖尿病カードを携帯して、家族や同僚、友人にも、すぐ病院へいく必要があることを、日ごろから知っておいてもらうことも大事です。

7. シックディのときには

　糖尿病患者が、風邪などほかの病気にかかったときを、とくにシックディといいます。血糖値に影響することがあるためで、とくに感染症では血糖値を急激に上げて、ケトアシドーシスというインスリン不足のひどい状態になることがあります。

コラム

自分でできる対処法

　とにかく糖分を早急にとること。ブドウ糖や砂糖以外の糖分は効果が現われるのが遅くなるので、スティックシュガー、またはブドウ糖を含むジュースを 150 〜 200ml のむこと。ただし、α—グルコシダーゼ阻害薬をのんでいる時には、必ずブドウ糖を携帯してのむこと。砂糖では低血糖の対処になりません。

風邪などの呼吸器疾患では、せきやタンとともに発熱し、多くの場合、血糖値が上がりますから、インスリンの量を増やし、内服薬をインスリンに切り替えるという対策がとられることがあります。

　消化器疾患では、腹痛や嘔吐、下痢などのため、食事や水分が充分にとれないことがあり、低血糖になったり、逆に脱水から糖尿病昏睡の危険もあります。

　ふつうに食事ができているなら、内服薬やインスリンをそのまま続けても大丈夫ですが、病状が重くなると、一挙に高血糖になる恐れがありますから、ふだんよりも血糖値の自己測定の回数を増やし、可能なら検査紙で尿のケトン体＊を調べ、念のため主治医の受診を考えましょう。

　風邪や嘔吐、下痢で食事が充分にとれないときは、低血糖になると思いがちですが、実は病気のストレスから、逆に高血糖になるほうが多いのです。ですから、インスリン注射をしているときは、自己判断でやめてはいけません。あらかじ

コラム

尿のケトン体

　ケトン体がふえる理由は、インスリン作用が極度に低下して、糖質をエネルギーとして使えなくなったためです。ブドウ糖が使えないので、そのかわりに体内に蓄えた脂肪を、肝臓でエネルギー源に変えます。そのときにでるのがケトン体です。

め主治医と相談し、そういう場合のインスリン注射量を決めておいてください。

　まったく食べられなかったり、38度以上の高熱や、下痢・嘔吐が続いたり、250mg／dl以上の高血糖が続くようなときには、すぐに主治医の診察を受けてください。

第3章
合併症の治療

糖尿病の治療でもっとも大事なことは、合併症の予防と治療です。

　血糖値は食事や運動、またはクスリを上手に使えば、下げることができます。しかし、合併症はそうはいきません。一度起こせば、もう元には戻れません。合併症を起こさずに健康な人と同じようにやっていくにはどうすればいいか、不幸にして合併症が出てしまったら、そこまでの状態を落とさず、どうすれば保っていけるかが、治療の目的になります。

　糖尿病の慢性合併症といわれるものは、たくさんあります。以前は「細小血管障害」とよばれる、神経、目、腎臓に起こる合併症が問題でした。特徴は糖尿病患者のみに起こること、だから３大合併症ともいわれ、怖れられたのです。

　しかし、今の私たちの生活をみてください。脂肪の多い食事の影響で肥満の人がふえ、医療の質も向上したため、糖尿病患者の寿命もだんだんのびてきました。結構なことなのですが、70代まで生きられるようになってくると、心血管障害や脳血管障害、あるいはがんになる人が、健康な人に比べると何倍も多くでてきます。これらの合併症は糖尿病の人だけに起こるのではなく、糖尿病が大いなるリスク要因となって起こった合併症で、いまや欧米のみならず、日本でも合併症の前面に出てくるような時代になりました。

　心血管障害や脳血管障害は「大血管障害」に分類される動脈硬化系の合併症で、がんは「その他の合併症」に入ります。そのほかには、最近ふえてきた末梢の動脈性の疾患や、それ

に伴う足病変は大血管障害の一つですし、糖尿病との関連が明らかになった歯周病は「その他」になります。また、脳血管性の認知症以外に、アルツハイマー型認知症も糖尿病患者でふえています。これも「その他の合併症」となります。

さらに糖尿病患者の特徴として、免疫力が落ちて、細菌、ウイルスに感染しやすいことがあります。結果として虫歯にもなりやすいし、おできや水虫も出やすく、傷も治りにくく、肺結核や膀胱炎などの感染症にもかかりやすくなります。

いずれにしても治療の基本は、「血糖をコントロールして合併症を起こさない、もし合併症が出て来たら、極力生活の質を落とさないように治療の手を尽くすこと」です。そのためには代謝内科だけでなく、眼科、神経内科、腎臓内科など、他科の専門医との連携が必要かつ重要になります。科をまたいだ総合的な治療で、合併症に立ち向かうのです。

1. 細小血管合併症〜神経 （糖尿病性神経障害）

もっとも多くの患者が経験している合併症で、かなり早い時期から悩まされるのが、神経の合併症です。高血糖による神経の変性[*1]や毛細血管の障害による血流の低下が原因で、どこの神経が障害されたかで、単発性（単一性[*2]）と多発性に分かれます。

ふつうは多発性ですが、この場合神経とはいっても、脳神

経ではありません。細胞から出ている長い神経線維がやられやすく、そのいちばん長いのが足なので、足にもっとも障害が出やすいのです。

*1 **変性**……細胞内の代謝異常によって、組織が固有の機能を失って、量的・質的に変化すること。
*2 **単一性神経障害**……神経を養っている細い血管が小さな血栓でつまり、その神経に血液が通わなくなった結果、その部分にだけあらわれる障害で、顔面神経麻痺や、片方の目が動かなくなるなどの症状が出ます。

① 症状

　足が痛い、冷たい、火照っている、しびれてジンジンする、アリが這っているようだ、障子紙を貼ったみたい、表現はさまざまですが、そのような末梢の感覚神経の異常感覚が左右の指先や足裏に出てくるのが、神経障害の最初の症状です。

　糖尿病と診断されて1年以内に、こんな異常感覚を経験した人が少なくありません。ただ糖尿病のせいだと思わず、主治医にもすぐに相談しなかった方が大半です。

　そのうち神経の異常は、運動神経にも及びます。筋肉の力が弱くなって、力が入らなかったり、萎縮したりしますが、変化が徐々に起こるので、本人は意外と気がつきません。それどころか、それまで感じていた異常な感覚が感じられなくなるので、「治った」と勘違いしてしまうことさえあります。もちろん治ったわけではなく、痛みなどの感覚に対する感受性が鈍くなっただけで、かえって怖い状態です。

自律神経にも障害が出ます。自律神経は内臓の活動や発汗、血圧の維持など、生きていく上で必要ないろいろな機能を調節している大切な神経ですが、神経線維がいちばん細くて障害を受けやすいことに加えて、さまざまな働きを調節していますから、障害が起きると、実に多彩な異常が出現します。

　心拍は、運動をすれば早くなります。これを調整している自律神経が障害を受けると、いつもおなじ心拍でしか動かず、脈も増えませんから、運動すると持久力がなくなり、心臓の動きが突然おかしくなって、不整脈を起こしたりもします。また、血圧の調節がうまくできなくなって、立ちくらみ（起立性低血圧）もよく起こすようになります。

　胃腸の消化管の運動も自律神経の動きですから、頑固な便秘になり、そのとき強い刺激が加われば、逆にひどい下痢になり、時には便秘と下痢が交代で現われたりします。さらに困るのは、胃腸の動きが悪くなり、食べたものが長時間、胃に残ることです。急に腸に流れると血糖が急上昇するため、食後インスリンが上昇して来る時刻とインスリンが効いて来る時刻とのタイミングが合わなくなって、低血糖と高血糖を繰り返し、血糖値が不規則に変化してしまうのです。

　尿意を感じるのも自律神経ですから、感じなくなって夜中に何度もトイレに起きていた人が起きなくなることもあります。ひどくなると無緊張膀胱といって、いくらでも膀胱にたまるようになり、自己導尿が必要になることもあります。

　また、男性に多いのはED、インポテンツの性障害です。

高血糖の状態が長く続くと、神経線維が減って線維密度が低下します。その結果、神経内部が低酸素状態になって、知覚が鈍くなり、神経が障害を受けます。また血管も障害を受けて血流が減ります。この両方の障害が合わさって、EDの症状が引き起こされます。

 発症頻度は患者の30〜60％で、全国に100万人を超す患者がいると推定されていますが、治療のために受診する人はきわめて少数です。人それぞれですが、いまはクスリで充分に改善が期待できます。

 このようなことが積み重なり、感覚神経の障害がひどくなると、我慢できないひどい疼痛に襲われたり、しびれや不快感のため眠れなくなったり、足の関節や骨が変形することもあります。立ちくらみで立てなくなり、大小便の失禁が起こったりもします。

 さらに、神経そのものが麻痺して、熱い痛いという感覚が失われると、こたつや湯たんぽでやけどしやすくなったり、足の裏を切ったのに気づかないで、化膿するようになります。

 ここまでいくと、かなりの危険信号です。そうでなくても糖尿病患者は、感染に対する抵抗力が弱くなっています。手当が遅れると、傷がなかなか治らないばかりか、じわじわと広がり、潰瘍や壊疽にまで起こし、下肢切断という最悪の結果を招いてしまうおそれがあるからです。ふつう足病変は大血管障害の閉塞性末梢動脈性疾患として扱われますが、ここ

第3章 合併症の治療

でとりあげることにします。

「壊疽」は血流が遮断された結果、組織が死滅し（壊死）、腐敗を起こした状態です。抗生物質も効きませんので治りにくいうえに、症状の進行が早く、ぐずぐずしていると全身に細菌感染が及んで敗血症を起こし、命を失うことさえありえます。この足病変で苦しむ患者が、動脈硬化の増加とともに、だんだん増えているのです。

壊疽には、末梢神経の障害からくる感染が元で起こるものと、動脈硬化による循環障害で血管がつまり、血流が途絶えた結果起こるものの2つがあります。糖尿病の患者は、どちらも起こりやすいうえに、免疫力が低下して感染に弱いという特徴も重なって、壊疽を起こしやすい3条件を全て備えています。ちょっとした傷も注意しなくてはなりません。

原因は多発性の神経障害と低温火傷からということが多

コラム

コラム：足を守るための生活の工夫

1. タコやウオノメをつくらないように、自分の足にあった靴をはきましょう。
2. 低温火傷の危険のあるこたつや電気カーペットではなく、ほかの暖房器具を使いましょう。
3. 怪我をしたら、どんなに小さくても、すぐに消毒して、医師にみせること。タコやウオノメも、自分で処理するのではなく、必ず皮膚科で処置してもらってください。

く、ふつうなら熱くて蹴飛ばすところ、神経障害のために熱さを感じず、そのままアンカの上に足を置いたままにして、朝起きたら、低温火傷になっていたりするのです。

　基本は患者のセルフチェックですが、網膜症も併発していれば、見えないこともありえます。だから、せめて黒いソックスではなく、白いソックスをはくことをすすめます。これからは「フットケア外来」の役割が、重要になってきました。

　また「無自覚性低血糖」も、自律神経障害による症状で、ときには「無痛性心筋虚血」に襲われることもあります。これは心臓の神経が障害されたため、狭心症や心筋梗塞になったときに感じる激しい胸痛を感じなくなった状態です。治療が遅れることもありますし、軽いように見えて、実は重症だったということも、糖尿病患者の場合、少なくありません。

② 検査

　神経障害を調べる検査には、いくつかあります。

　ひとつは、アキレス腱反射です。ベッドに立膝で座り、足首をベッドの外に出した楽な状態で、アキレス腱の部分を診断用のゴムハンマーで軽く叩きます。健康なら反射的に筋肉が収縮して関節が動きますが、神経障害があると、この反射が鈍いか、まったくなくなっています。

　振動覚閾値という検査もあります。振動させた電動音叉計を足のくるぶしや脛にあて、振動を感じるかどうか調べます。健康なら振動を感じますが、神経障害を起こしていると、振

動に気がつきません。

　末梢神経伝導速度というのは、仰向けに寝て、専用の検査器に電極をつなぎ、腋の下から手指まで走っている正中神経の上に電極を置いて、中枢部と末梢部の２カ所を電気刺激し、そのときの筋電図を記録する検査です。これが運動神経。つぎに中枢部を刺激して、今度は末梢部で記録します、これが感覚神経。正常なら運動神経50m/秒以上、感覚神経45m/秒以上になりますが、神経障害が始まっていたら、この数値がより低くなり、自覚症状がないときでも神経障害の有無がわかる検査で、30〜60分かかります。

　安静にしたときと深呼吸をしたときの心電図を比較することで、自律神経に障害があるかないかを調べるのが呼吸心拍変動係数検査です。正常なら深呼吸をすると脈拍が変動しますが、自律神経に障害があると、深呼吸をしてもそこまで変動しません。その差を係数化することで障害の有無や程度を調べます。

③ 治療

　糖尿病性神経障害には「アルドース還元酵素阻害薬」(ARI)というクスリが使われます。神経に障害を与えているのは「ソルビトール」という物質と考えられていて、ふつうではあまり作られないのですが、高血糖の状態がつづくと、アルドース還元酵素の活動が活発になって、ブドウ糖からどんどんソルビトールが作られます。この大量のソルビトールが神経細

胞にたまると、機能低下や血流低下を引き起こし、神経細胞機能が障害されるといわれています。

そこで、この酵素の働きを阻害するクスリ、エパルレスタット（商品名：キネダック）が開発されました。この錠剤は食前30分以内にのみます。最近、このクスリに神経再生を促進する効果があるということも報告されました。

また、様々な神経障害の症状には、それぞれ違うクスリが対症療法薬として処方されます。プロスタグランジンEやシロスタゾールには、血流を改善することで、冷えやしびれに有効性が期待され、ビタミンB_{12}とビタミンEは神経代謝改善薬として使われています。

痛みの軽減には、一般の抗炎症鎮痛薬の経口投与や座薬、抗不安薬、プロスタグランジンEが使われます。灼けるような痛みには、塩酸クロニジン（カタプレス）の夜間投与が効果をあげているとの報告もあります。疼痛の多くは、うつ状態を伴うことから「三環系抗うつ薬」、「セロトニン・ノルアドレナリン再取り込み阻害薬」の就寝前服用が推奨され、カルバマゼピン（テグレトール）やクロナゼパム（リボトリール、ランドセン）の抗けいれん薬も神経痛の鎮痛に使われています。

糖尿病神経障害による疼痛は、神経自体の変性から生じるので、これまでのクスリでは効果がみられないことが多かったのですが、近年、プレガバリン（商品名：リリカ）やデュロキセチン（商品名：サインバルタ）のように、直接神経に作用するクスリによって、効果が得られるようになりました。た

だ、めまいなどの副作用があるので、使用は医師の指示にしたがってください。

　注意したいのは、治療が始まり急激に血糖値が下がると、疼痛などの症状が出現、もしくは悪化することです。治療後神経障害といい、いたずらに慌てないためにも、神経関係専門医と連携が必要です。症状自体は通過点のようなもので、きちんとした血糖コントロールをつづけると、やがて改善します。

　そして、忘れてはいけないのが、各種の運動療法が神経障害の発症を抑制する効果があることです。しびれ程度の自覚

コラム

生活の工夫〜症状改善のための

1. 足のしびれや痛みは、揉んだり温浴で暖めたりすると、血行がよくなって症状が軽くなります。歩くのも効果的ですが、よけい に痛くなるようなら無理は禁物です。足を温めるときにはくれぐれもヤケドに注意し、皮膚を刺激しないような靴下や下着の着用に努めます。
2. 便秘には、下剤やヨーグルトなどで便通を良くするように努めます。
3. 排尿障害は排尿に時間がかかり、朝の尿量が多いのが特徴です。男性は泌尿器科の診察を受け、前立腺肥大など、ほかの病気がないか、チェックしてもらってください。
4. 寝ている姿勢から立ち上がるときは、一度に起き上がることをせず、まず上半身を起こすとか、横を向いて起きるとか、椅子に腰掛ける動作をはさんでから、ゆっくり立ち上がるようにすると、立ちくらみが起きにくくなります。寝るときに高めの枕を使うのもいい方法です。

症状しかない早期に発見した初期の神経障害なら、運動療法やマッサージ、血糖の厳格なコントロールをしていると、症状が治まることが期待できます。

なお、壊疽には、血流をよくすることがいちばんです。血管を広げるクスリや血液の流れを良くするクスリが、けっこう効果を上げています。

④ フットケア

いま、糖尿病患者が通わなくてはいけない外来が「フットケア外来」とか「足外来」とよばれているところです。

糖尿病患者の「足」は危険に満ちています。神経障害が起こっていて、痛覚などが鈍くなっているかもしれません。閉塞性動脈硬化症（117頁）が起こっていて、血流が乏しくなっているかもしれません。細菌の感染に弱くなっているのに加え、肥満や高齢になったりすると、「足」をじっくり見ることにも難渋しているでしょう。そして「足」は、家族をふくめ、第三者の目にいちばんふれにくい場所なのです。

そんな「足」を、あなたの目に代わって観察し、悪いところがあれば、しっかりとケアしてくれるのが「フットケア外来」「足外来」です。

患者の多くがすでに、足の3大トラブルといわれるミズムシ、タコ、ウオノメにかかっています。これらは時限爆弾です。痛みを感じにくいため、処置は遅れがちになり、タコやウオノメがひどくなると、その部分の軟部組織が常に圧迫さ

れ、潰瘍になってしまいます。また、ハンマートゥとよばれる足指の変形や、爪の変形も、男女問わず、よく見られます。爪の変形は爪の周囲に炎症を起こし、外傷の原因になります。これらすべて「壊疽」の入り口です。毎日自分で足を観察し、清潔にしなくてはいけないのです。

　風呂に入るときは、足の裏や指の間を丁寧に洗い、入浴後は、乾燥気味なら保湿剤を塗っておくこと。爪を切るときにも、よく観察して、フットケア外来で指導された方法で、「正しく」切りましょう。正しい爪の切り方は、深爪をやめ、爪の先は一直線にそろえ、あとはヤスリで前端を整えることです。巻き爪などは必ず皮膚科で治療すること。白く濁って厚くなった爪は、爪白癬（爪ミズムシ）になっているのかもしれません。もしそうなら、内服薬をのまないと治りませんから、皮膚科を訪ねてください。硬くて切りにくい爪も、皮膚科で処理してもらったほうが安全です。

2. 細小血管合併症～目
　　（糖尿病網膜症）

　網膜の血管も、高血糖の影響を受けやすい血管です。脳細胞とおなじくらい酸素も使うし、ブドウ糖も使います。血管も網のようにたくさん通っていて、栄養分や酸素をせっせと送っているのですが、その血管がやられやすいのです。それが糖尿病網膜症で、実際の治療は眼科専門医が担当します。

糖尿病網膜症は進行すると、最悪の場合、失明さえ覚悟しなくてはいけない視力障害をもたらします。緑内障についで、毎年4,000人が失明する、成人の後天性視覚障害原因の第2位になっている疾患です。そこまでの視力低下でなくても、障害認定を受ける人も多く、人生の充実期に突然視力を奪われてしまうため、そのような状態を受け止められず、社会復帰に向けたリハビリテーションも思うように進まないのが現状です。

　それなのに、糖尿病と診断されて眼科に来る人は、意外と少ないのです。糖尿病網膜症の特徴は自覚症状なしに進むことですから、糖尿病と診断されたら、一度、眼科で診察を受けること。そして網膜症と診断されたら、すぐ治療を始めること、これを常識にしてください。

① 症状

　網膜症は、「単純網膜症」→「増殖前網膜症」→「増殖網膜症」というふうに進んでいきます。

　最初の変化は、血管の周りの細胞や血管を作っている細胞が障害を受け、血管の一部にコブができたり、血液の流れが滞ったりすることです。コブのことを毛細血管瘤といい、できるのは血管を支えているまわりの細胞が脱落して、弱くなった血管内皮の一部が膨らんできたためです。

　コブがふえてくると、血液の流れが遅くなり溜るようになるだけでなく、血管自体ももろく破れがちとなり、網膜の中

に出血します。眼底出血です。出血は小さい点状か、しみのようだったりします。そして、眼底出血を起こすと、血液中の血漿が眼の中にしみわたり、網膜がむくんだり、血漿の中の脂質やタンパク質が網膜に沈着して、硬性白斑という白いまだら模様が出てきます。

眼底に起こった出血やコブができて初めて、網膜症が発症したと判定されることになりますが、たいていの場合、網膜の外縁に起こるため、視力には影響せずに、自覚症状も全くありません。この状態が「単純網膜症」で、糖尿病になって10年から20年で、患者の半数に起こってきます。

そのまま放置すると、毛細血管が次々にふさがり、その範囲が広がり、網膜の中に血液の行き渡らないところが出てきます。そこは虚血で酸欠状態です。もともと網膜という組織はたくさんの酸素と栄養が必要なのに、それが足りなくなったわけで、これでは困る、もっと血管を作って血流を送れというホルモンが出ます。こうなったのが「増殖前網膜症」という状態です。

新しい血管を作れという指令は、網膜にとって実に迷惑なのです。網膜にはものを見るための細胞がぎっしり詰まっていて、新しい血管が入る余地など、どこにもありません。仕方なく新しい血管は、網膜の表面や、網膜の前にある硝子体のほうに出て来てしまうからです。しかもこの新しい血管は非常にもろく、ちょっとした外圧や血圧の上昇で、破れて出血し、中の成分が漏れだします。

硝子体の中に出血すると、一瞬のうちに目の前に黒い煤のようなものが飛んで、雲がかかったようになって見えなくなってしまうことがあります。出血が吸収されることもありますが、多くは吸収されないまま、出血するたびにだんだん視力が落ちていきます。黄斑という視力に関係する網膜のところがむくんで出血すれば（糖尿病黄斑症）、早いうちから自覚症状もでてきます。多くの場合、まわりの部分から始まりますから、中心部の黄斑に及ぶまで時間がかかり、最終段階の硝子体出血が起こるまで、見えにくくなる自覚症状はありません。

　これが「増殖網膜症」の段階で、増殖というのは出血を何度も繰り返すうちに、増殖膜という特殊な膜が、新しい血管をのせる支持膜として、網膜の前面や硝子体の中に張ってくるからで、その後、膜は網膜に癒着します。増殖膜自体はだんだん収縮してきますから、くっついたところが互いに引っ張られ、網膜が眼底からはがされてしまいます。牽引性の網膜剥離といい、硝子体出血とならんで、失明にいたる大きな原因の一つです。

②検査

　糖尿病網膜症の検査は眼底検査です。眼底は眼球の後側にあたる部分で、硝子体、網膜、脈絡膜、視神経乳頭などの総称です。その眼底を眼底カメラや眼底鏡、細隙灯顕微鏡を使って、網膜動脈（唯一、外から直接見ることができる血管）

や視神経乳頭を直接、観察します。

　回数は、正常から単純性網膜症の初期なら年に１回、単純性でも出血などが出て来たら３～６か月に１回、増殖前網膜症なら１～２か月に１回、増殖網膜症は２週間～１か月に１回が標準です。

　糖尿病と診断されたら、症状がなくても、年一度は眼底検査を受けてください。糖尿病網膜症の悪化に気づくのに、自覚症状はまったくあてになりません。「眼の中に煤がたまったようだ」とか「まっ赤なカーテンがかすんでいる」という症状がでてきたときは、すでにかなり進行してしまっています。

　もう一つの注意点、それは眼底検査を受けるときには、必ず公共交通を使うということです。隅々まで眼底を見ますから、散瞳（瞳を開く）して検査します。散瞳の効果は数時間から半日くらいつづいて、その間、ものが見えなくなっています。自動車の運転はいけませんし、自転車も最近は禁止されています。

③ 治療

　血糖コントロールが治療の基本です。ただ、血糖のコントロールがわるい状態が何年もつづいたあと、急激に血糖を下げると、網膜症が急速に悪化することがあるので、眼科医と連携して密接に情報を交換しながら、網膜症をわるくしないように治療を進めていきます。

　眼科がおなじ病院内にあるなら簡単ですが、市中の個人ク

リニックの場合、そうはいきません。そのために患者に糖尿病眼手帳を渡して、眼科と内科の検査結果や治療内容を書き、患者自身のメモも加えて、代謝内科医と眼科医師のあいだで連絡に使います。

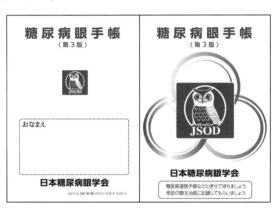

　治療ですが、血管の状態を良くするクスリはありません。また、一度起こった変化を元にもどすクスリもありません。50年前、レーザーを使う「光凝固」が開発される前には、糖尿病網膜症に対しては何の手段もありませんでした。その後、さらに悪化した症例の治療に「硝子体手術」が行なわれるようになり、視力が少し回復することもありました。今では薬物療法が加わった3本柱で、網膜症の治療にあたっています。

a. 光凝固

　レーザー光線を新生血管にあてて灼き、その血管の勢いをそいで、萎えさせる治療です。これで視力が回復するとよく誤解されていますが、目的はあくまでも網膜の悪化を防ぎ、

第3章 合併症の治療

進行を抑えることにあります。

　レーザーを当てると70〜80％の人の網膜症の状態が落ち着いてきます。症状が一度落ち着くと、それ以上進まないのが網膜症の特徴ですので、そのことをしっかり患者に納得してもらって治療を始めます。今より悪くしないという予防的な治療なので、視力の向上はほとんど期待できません。

　多くの場合、網膜症の程度を診断するために、レーザー照射に先立って、「蛍光眼底造影検査」をします。フルオレセインという蛍光色素を静脈に注射してから、蛍光を発光させるライトを眼底にあてて、眼底の様子を5分程度、連続的に撮影し、血管にできたコブや、網膜や硝子体に異常増殖した新生血管の様子、どの部分の網膜に血液がいっていないかを観察します。検査後、尿の色が濃くなったり、皮膚の色が多少変わっても驚かないこと。当日の車の運転は厳禁で、結果は1週間後です。これで光凝固を行なう場所を判定します。

　実際の治療のときには、瞳を開かせた黒目の上にコンタクトレンズをのせ、0.2秒くらいのレーザーを次々に網膜に照射していきます。レーザーをあてるのは血管が潰れだして虚血になっている組織で、ヤケドを起こし瘢痕をつくって固めます。瘢痕になったところは酸素やエネルギーを使わないので、その分、網膜の外の部分への供給がふえるわけです。

　レーザーで灼くというと、視力に影響するのではないかと心配する人がいます。それは逆で、見る機能をしている大事なところにはあてません。逆に灼くことで、新生血管や増殖

膜ができて出血を起こし、見えなくなる悪循環を防いでいるのです。灼いたところからは新生血管の促進因子が出なくなり、状態が落ち着いてきます。

　両眼同時にするのが原則で、週一回の照射（所要時間40分くらい）を8〜10週間かけます。レーザーがあたっているときはまぶしいとか、眼の奥にドーンという衝撃がある、ちくちくする、という人もいますが、麻酔不要で、日帰りでできる安全な治療です。

b. 硝子体手術

　レーザーで進行がとめられず、増殖網膜症になってしまうと、いつ網膜剥離や硝子体出血が起こっても不思議ではありません。そのような症状が出たときの治療が硝子体手術です。硝子体を全部とってしまえば、出血で濁ったところもきれいになり、増殖膜もとって癒着が解消できれば、網膜剥離も治ります。そして、その代わりに同じ組成の液体を入れてやるのです。

　1970年代に考案され、その後、改良に改良が加えられた手術で、今は、白目の結膜部分に3カ所、小さな孔をあけ、そこから硝子体カッターという器具と、照明装置と、液の注入管をそれぞれ差し入れ、ゼリーのような硝子体を細かく切っては吸収していきます。網膜剥離で癒着しているところは、孔などあけないようにていねいにとりますし、孔があいたとしても、まわりをレーザーで灼いて固めます。手術用の顕微鏡や特殊な器具を使うデリケートな手術ですが、ここ30〜

40 年で器具も技術も急激に進歩しました。

とはいえ、0.1 以上という一人で生活できる視力が得られるのは 70% くらいで、字を読んだり、テレビを見たりという生活に必要な 0.5 以上の視力が得られるのは半数まで達しません。それでも失明を防ぐわけで、意味のある手術です。

c. 内服薬

網膜症のなかに、黄斑部にむくみが強く出るタイプがあります。黄斑は直径が 1.5mm しかないごく狭い円形の領域ですが、光を集めて色彩と物の形を識別する細胞が集まった、網膜の中でもっとも鋭敏で機能の高いところです。そこに新生血管が次々に侵入してむくむと、初期のうちから視力に大きな影響が出ます。糖尿病黄斑浮腫という、もっとも危険な網膜症です。

この病気の進行には、血管から血液の成分が漏れだすことや、新生血管の発生が大きく影響しています。これらの現象は、血流が滞って網膜が虚血状態になったときに出る VEGF（血管内皮細胞増殖因子）が引き起こしますから、この VEGF の働きを抑える抗 VEGF 薬を、毎月 1 回、白目の部分から硝子体に直接注射して、浮腫を小さくして病変を改善する方法が普及し、3 本目の柱といわれるようになりました。ステロイド薬にも同様の効果があり、おなじように使われます。

注射の 3 日前から抗菌薬を点眼し、当日は麻酔のあと、瞳を開くクスリを眼にさし、白目の部分に注射します。針が入る感覚はありますが、痛みはほとんどありません。終わった

あとも3日間、抗菌薬を点眼します。そして、視力が安定するまで、月に一度の注射を続け、視力検査や眼底検査で、病変部の変化や視機能の変化・向上などを確認します。

いまのところ抗VEGF薬には、商品名ルセンティス（一般名ラニビズマブ）と商品名アイリーア（一般名アフリベルセプト）があります。どちらも遺伝子組み換えで作られた新薬で、保険は利きますが、薬価は安くありません。(70歳以下3割負担55,000円)

糖尿病網膜症で大切なことは、眼底検査を受ければ早期に発見でき、早期に治療を開始すればするほど、治療の成功率が高いということです。ここでいう眼底検査とは、網膜の一部しか診ない通常の生活習慣病健診レベルではありません。眼科医による精密な眼底検査を定期的にぜひ受けてください。

また、増殖網膜症に進んでいると、激しい運動が眼底出血などのきっかけになることもあります。散歩やウォーキング程度の軽い運動にとどめることです。

さらに状態が不安定な網膜症があると、出産によって急激に悪化して、失明まで起こる危険があります。事前に精密な眼底検査を受け、光凝固などで網膜症を治療して、出産は、血糖コントロールがよくなったあとなら大丈夫です。

糖尿病に合併するその他の眼の病気

1. 白内障……患者数は網膜症よりも多いかもしれません。しかも網膜症の硝子体手術の後で白内障が進行することがわかっていますから、高齢の方の硝子体手術は、同時に白内障手術も行ない、眼内レンズを入れることになります。以前は、糖尿病だと白内障の手術はできないとか、眼内レンズが入らないといわれていましたが、今は非常に特殊な例をのぞき、傷の治りが遅いなどのハンディキャップを理解したうえで、白内障の手術が行なわれています。

2. 緑内障……糖尿病で網膜の血管が広範囲に閉塞すると、新生血管が目の前にも出て来て、房水という眼の中を循環している水の出口をふさいでしまうことがあります。すると、強い痛みとともに失明します。これが血管新生緑内障で、光凝固で充分治療したと思っていたのに、虹彩のほうに新生血管がのびてきて、房水の出口を塞いだということが多く、さらに光凝固をしたり、抗VEGF薬を注射したり、房水が流れ出るバイパスをつくったりして、治療をします。

3. 複視……糖尿病で眼を動かしている外眼筋が麻痺すると、その眼は動きませんが、片方は動きますから、ものが二重になって見えます。大変ですが、何もしなくても3か月くらいで、麻痺がだんだんとれてきます。

4. 遠視になりやすい

5. 老眼になりやすい

6. ぶどう膜炎や虹彩炎……ステロイドを投与すると糖尿病が悪化します。

7. ドライアイ……涙の量が不足し、涙の質のバランスが崩れて、涙が均等にいきわたらなくなり、眼の表面に傷ができる病気です。

3. 細小血管合併症〜腎臓
（糖尿病腎症〜透析）

　3大合併症の最後が糖尿病(性)腎症で、最後にしたのは、症状の出るのがもっとも遅いからです。

　舞台は腎臓のなかの糸球体です。腎臓を構成しているネフロン(腎小体)の一部で、片方の腎臓だけで100万個もあります。糸球体は毛細血管のかたまりで、たとえるなら、水道の蛇口につけている浄水器でしょうか。浄水器がゴミなどをひっかけているように、糸球体も腎臓に送られた血漿(血液中の液体成分)を濾過して、老廃物だけをひっかけ選り分けています。

　高血糖が攻撃する対象が、この糸球体の毛細血管です。血液中の糖分が血管の壁のタンパク質にくっつき、通り道を狭め、動脈硬化を起こして、構造自体をもろくします。そのため血液が漏れやすくなり、血流が不足した毛細血管のまわりに、さまざまな物質がたまって濾過機能を低下させるとともに、濾過の網の目を粗くして、アルブミンなど大切なタンパク質も尿の中に排出させてしまいます。

　これが糖尿病性腎症の始まりですが、高血圧、食塩やタンパク質の多い食事習慣、肥満、脂質異常症が加わると、状態を悪化させ、進行に拍車をかけることがあり、治療も血圧や脂質の管理、食事療法など、いろいろな科にわたる総合的な対応が必要になります。

① 症状

　糖尿病腎症は、尿中のアルブミンが陽性になる前後から透析になるまで、第1期から第5期に分かれています。

　第1期は腎症前期、第2期は早期腎症期、第3期は顕性腎症期、第4期は腎不全期、第5期は透析療法期で、早期に腎症の芽を発見し、2期までに治療して3期以降へ進行させないことが、治療の大きな目的です。一度変化してしまった血管を元の状態にもどす手段をもっていないからです。

　早期発見に自覚症状は全く役に立ちません。有効な方法は、定期的な尿検査だけです。尿の中に、ごく微量のアルブミンなどタンパク質が漏れ出るのが最初の症状です。だから、検査でその兆候を見逃さないことが、糖尿病性腎症にならず、進行させない唯一の方法です。

　タンパクが尿に出るようになると、しだいに血圧も上がり、この高い血圧でさらに血管が傷つけられ、腎臓の状態を悪くしてしまうという悪循環に陥ります。

　自覚症状は、第2期までありません。第3期になって初めてむくみ、息切れ、胸苦しさ、食欲不振が現れ、第4期以降からは顔色が悪くなり、すぐ疲れて、吐き気や嘔吐、足などがつりやすくなったり、筋肉や骨に痛みがでて、手がしびれたり痛む、腹痛や発熱など、さまざまな自覚症状に悩まされます。

　腎症第1期から2期までは非常に長く、10〜20年かかるといわれていますが、3期以降では進行が早くなり、2〜5

年で透析に入ることさえあります。また、尿にタンパクが多量に出て血液中のタンパクがへってむくむネフローゼ症候群になると、心不全を起こすことも稀ではありませんし、心筋梗塞などの心臓血管合併症もふえてきます。

② 検査

　尿検査と血液検査があります。

　尿検査には3つの目的があります。1つは尿糖。糖尿病患者ですから当然ですが、2つめの細菌感染の有無の検査も重要です。糖尿病になると感染への抵抗力が落ち、腎臓や膀胱は、もともと細菌感染が起こりやすい場所です。そこで尿の白血球が多くないか、菌はいないかを調べる検査をします。

　さらに重要なのは、3番目の微量アルブミン検査です。このタンパクは体に不可欠ですから、高感度の検査をしてもほとんど見つかりません。しかし、糸球体のダメージがひどくなるにつれ、少しずつ漏れ出るようになり、微量アルブミン尿から顕性アルブミン尿へと進みます。

　一般に血糖コントロールが悪ければ、糖尿病発病から10年くらいで発症するといわれています。糖尿病と診断されたら全員、たとえ血糖コントロールに問題がない人も、年1回は、微量アルブミン尿検査を受けてください。

　また、腎臓の機能を知るために、血液中のクレアチニンや尿素窒素の量を測ります。クレアチニンは老廃物の一種で、腎機能が低下するにつれ、血中濃度が濃くなります。その血

中クレアチニン値を年齢や性別で調整した「eGFR（推算糸球体濾過量）」というのが腎機能の指標です。

そのほか血液で測るのは、血清総タンパクと血清アルブミンで、ネフローゼ状態になっているかどうかがわかりますし、コレステロールや尿酸値もみます。コレステロールは血清アルブミンが減ってくると数値が上がり、腎不全になると尿酸値が上がって痛風発作を起こすことがあるためです。

もう一つ、大切な検査がクレアチニン・クリアランス*（Ccr）です。血液中のクレアチニンと尿のクレアチニンの量の割合を計算して、腎機能がどの程度保たれているのか判断します。Ccr90以上が正常で、30以下になると腎不全と判断します。尿のクレアチニンは24時間分の尿をためてから、そのなかのクレアチニン量を調べます。

* **クレアチニン・クリアランス**……腎臓が身体の老廃物を排泄する能力。腎機能を推定する検査のこと。

③ 治療

第1期の治療目的は腎症を予防することです。そのために血糖のコントロールはもちろん、高血圧にならないように注意します。イギリスで行なわれた大規模試験では、HbA1cを1%低下させると、腎症もふくめた細小血管症の発症が35%も減少したと報告されています。

血糖コントロールは、適切な食事療法と運動療法の継続と、

薬物療法が重要です。クスリについてはインスリン抵抗性を改善するBG薬(メトホルミン)やチアゾリジン系（アクトス）や、インスリン分泌を促進させるαグルコシダーゼ阻害薬、インスリン、SU薬が使われていますが、最近になって、これまで危険とされていたBG薬とSU薬の併用も見直されています。

　高血圧は糸球体内の圧力をさらに高めて、漏れやすくします。収縮期血圧を10mmHg（ミリメートル　マーキュリー）低下させるだけで、腎症をふくめた細小血管症の発症が18%も減るのです。

主な5種類の降圧薬

1. カルシウム拮抗薬……血管を広げて血圧を下げます。
2. ARB……血圧を上げる物質・アンジオテンシンIIの作用を抑えて血圧を下げます。副作用がほとんどないので、高齢の方にも使え、つぎのACE阻害薬とともに、RAS（レニン・アンジオテンシン系）阻害薬と呼ばれています。
3. ACE阻害薬……血圧を上げる物質を作らないようにして血圧を下げます。降圧作用は強いかわり、空咳やむくみ、発疹、味覚障害などの副作用があります。
4. 利尿薬……尿を出すことで血管の中の水分を減らすと同時に、ナトリウムを排出させて血圧を下げます。
5. β遮断薬、α遮断薬……βは心臓のポンプ機能をゆるやかにして血圧を下げ、αは血管の収縮を抑えて、血圧を下げます。

血糖と血圧をきちんとコントロールすれば腎症を充分に抑制できます。その場合、降圧薬として、尿タンパクを減らして腎臓を保護する効果もあるACE阻害薬（アンジオテンシン変換酵素阻害薬）が多く使われていますが、カルシウム拮抗薬やARB（アンジオテンシンⅡ受容体拮抗薬）との併用が、さらに効果的という報告もされています。血圧の目標は一応130/85mmHg以下ですが、とくに高齢者ではゆっくりと下げていくことが重要です。

食事にも注意して、食塩とタンパク質をたくさん摂らないようにします。これも血圧を上げないための注意です。

第2期の目標は、低カロリー食と運動療法、インスリン注射を含む血糖降下薬による血糖コントロールをすることで、腎症の進行を抑えながら、心臓血管病を予防することです。

この頃から血圧がはっきりと上がってきますから、厳格な血糖コントロールに加えて、腎臓を保護する働きもあるレニン・アンジオテンシン系阻害薬などを使って、血圧の管理を厳格にしなくてはなりません。患者によっては、脂質低下薬を使って血清脂質の管理も始めます。

こうした早期からの治療が、アルブミン尿を減らし、微量アルブミン尿期から正常アルブミン尿期へもどることも明らかになり、その後の調査では、死亡率や透析療法導入も抑制することがわかりました。この時期ならもどることが可能なのです。

食事では、減ってしまうのだから、タンパク質をとったほうがよいと、以前はむしろ奨励していたのですが、今は、タンパク質摂取が多いと、糸球体内の圧力を上げて、よけいに腎臓に障害が起こることがわかってきたため、とりすぎないほうがよいとされています。

　ただし、標準体重1kgについてタンパク質を1gは摂るようにして、一度に減らしすぎないこと。エネルギー摂取も減らさず、逆に増やします。やみくもにエネルギー摂取を減らすと、エネルギーが不足して、筋肉や臓器のタンパク質がエネルギー源として使われてしまい、筋肉や臓器が弱まって体調を崩し、合併症悪化の原因になりかねません。

　血圧の高い人は、食事中の食塩も控えます。血圧を上げているのは食塩の中のナトリウムです。そのナトリウムを排出

病期	尿アルブミン値（mg/gCr） あるいは 尿蛋白値（g/gCr）	GFR（eGFR） （ml/分/1.73㎡）
第1期（腎症前期）	正常アルブミン尿（30未満）	30以上
第2期（早期腎症期）	微量アルブミン尿（30〜299）	30以上
第3期 （顕性腎症期）	顕性アルブミン尿（300以上） あるいは持続性蛋白尿（0.5以上）	30以上
第4期（腎不全期）	問わない	30未満
第5期（透析療法期）	透析療法中	

する効果が知られているカリウムは熱に弱く、生野菜や果物から効率よく摂ることができます。ただ、腎機能が悪化すると、血液中のカリウムが高くなって、制限しなければならないこともあります。

腎機能が急激に悪くなった第3期になって、「むくみ」という自覚症状がでてきます。指輪が入りにくい、靴下のゴム跡がなかなか消えない、靴がきつくなったということで気づいて、太ったかなと思ったらじつはむくみだったということもあります。この頃になると、尿検査ではっきり「タンパク尿」陽性になります。この時期の目標は腎症の進行を抑えることと、心臓血管病の予防です。

腎症と心臓血管病との関係は「心腎連関」とよばれ、最近とくに注目されています。糖尿病性腎症など慢性腎臓病(CKD)になると心臓血管病になりやすく、心臓血管病があると腎機能が低下しやすいことが、明確になったからです。糖尿病腎症でも、心臓血管病に注意しながら治療を進めていくことが常識となりました。

血圧は、第2期に引き続き、ACE阻害薬や、ARBを中心とした治療で、収縮期血圧120〜130mmHgを目標にコントロールしていきます。下がりきらないときには、カルシウム拮抗薬と利尿薬を加える多剤併用が、推奨されています。

厳格な血糖コントロールと脂質の管理はもちろん継続ですが、この時期から食事療法を、タンパク質や食塩の制限をさらに強化する腎症食(食塩1日6g未満、タンパク質1日体重

1kgあたり0.8g)に切り替えます。また、むくみには利尿薬が使われます。

　ここまでの治療がうまくいかない場合、第4期の腎不全期へと進むことになります。
　腎不全は、腎臓で老廃物を漉しだしている糸球体の働きが徐々に悪くなり、からだの環境をいつも同じような状態にすることが難しくなった状態です。腎臓の働きは正常の状態の30%以下となり、腎機能は残念ながら回復不可能です。
　尿と一緒に排出されるはずの老廃物や有害なものがからだにたまるため、ひどくなると尿毒症を起こし、生命が危険になります。水分がたまるとむくみや心不全の原因にもなります。また、電解質の調節ができなくなり、とくにカリウムがたまりすぎると、生命に危険を及ぼします。さらに、腎臓で作られ赤血球の産生を促すエリスロポエチンというホルモンの分泌が低下する結果、貧血になり、過剰に分泌されたレニンという酵素のせいで体内に水がたまって血圧がさらに上がり、カルシウムがへって骨がもろくなり、骨折しやすくなってしまいます。
　尿毒症の症状は貧血や、体のだるさなど多彩ですが「尿毒症後神経痛」といって、末梢神経が障害された結果、手足の先端に灼熱感を感じたり、感覚が鈍くなったり、筋力が低下する症状が現われたりします。
　また、腎臓の機能が低下したため、インスリンの分解・排

泄が遅くなり、インスリン注射をしているときには、体内での作用時間が長くなって、一見、血糖が低下し、糖尿病がなくなったようにみえることもあります。

食事療法は腎症治療に、より重点を置いたものとなり、具体的には食塩、タンパク質、カリウムの摂取制限をつづけます。低タンパクご飯など、タンパク調整食品やでんぷん製品、エネルギー補給のための補助食品がありますから、上手に利用してください。

薬物治療では、低血糖に注意しながら、インスリン製剤に切り替えて血糖管理をしますし、ACE阻害薬を使っての血圧管理はそのまま継続します。むくみをおさえるため、利尿薬の効果が不十分だったときは、水分の摂取制限もします。

現在の透析療法は、改良された人工腎と、「内シャント」という静脈と動脈をつなぐ、画期的な方法で成り立っています。

1960年、からだの外で動脈と静脈をつないで、そこから採血するという「外シャント」が開発されて治療の道が開け、1966年には、からだのなかで動脈と静脈を結ぶ「内シャント」という方法を開発されたのです。

透析が成立するには1分間に200mlの血液が必要です。そこで手首近くの静脈に8mmくらいの孔をあけ、動脈とつなぎます。すると動脈から1分間に300〜400ccの血液が静脈へ流れるようになります。これが内シャントで、感染の危険も少ないし、半永久的に使えて、内部で血栓が固まる心

配も少なく、静脈採血でありながら動脈採血とほぼ同じくらいの血液量が得られるという、医学史上、大きな発見の一つです。これによって、人工透析を繰り返して行なうことが可能となり、たくさんの慢性腎不全の患者が生きられるようになったのです。

　第5期が、その透析期です。腎臓の機能が健康な人の10%以下になると、老廃物がからだの中にたまり、いつ尿毒症を起こすかもしれません。そこで腎臓に代わって血液中の老廃物を除去し、電解質と水分量を維持するのが透析です。

　透析と聞いて、平気な人はいないでしょう。ショックを受けるし、働き盛りの男性なら、今後の生活に大きな不安を感じます。透析が普及していなかった30〜40年前は、たしかに透析は死を意味していました。しかしいまは、どのようなことをやって、どのような状態になっていくのか、よくわかっていますので、専門医は先行きのことまで患者によく話をして、納得してもらいます。30年以上透析をやっている患者も珍しくなくなった今、透析を始めたらあと何年、という言い方は意味がなくなっています。きびしいところもありますが、自分らしい生き方は可能です。

　患者は透析を担当する腎臓の専門医から「体の状態は透析を始める前よりはずっとよくなります」といわれるはずです。透析の時間を生活の中に組み込む必要はありますが、そうすれば旅行も、社会復帰も可能です。

透析に入る患者は年々ふえています。2014年末現在で、約32万人が透析を受けていて、毎年新たに約38,000人が透析に入り、毎年30,700人が亡くなっています。新しく透析に入る人のうち、糖尿病性腎症が原因の人は約16,000人で38%を占め、1998年まで1位だった慢性糸球体腎炎患者を追い抜いてしまいました。

　透析（人工透析）には、大きくいって血液透析と腹膜透析の2つの方法があります。
a. 血液透析
　血液透析は、血液をいったん体外へ導きだし、そこに設けた人工の膜を使って、血液中にたまっているクレアチニンや尿素窒素などの老廃物や余分な水分、電解質を取り除いてから体内に送り返し、健康な状態に近い血液を保つ治療法です。1975年に現在とおなじ構造の人工腎が登場して、全国に普及しました。

　内シャントの静脈部分に2カ所、針をさし、一方から血液を体外へ出し、ダイアライザー（人工腎）内で浄化された血液を、もう一方から体内へ送り返します。

　ダイアライザー内では中空糸というストローのような半透膜が約1万本の束となっていて、ストローの内側を血液が、外側に透析液が通っています。中空糸には小さな孔が無数にあいていますから、老廃物のたまった濃い血液のほうから、孔より小さな不純物が薄い透析液といれかわりに、透析液に

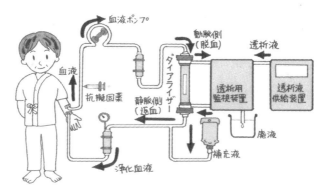

移動します。その透析液はどんどん捨てられて常に新しい液が通っていますから、同じ濃度になろうという行為がずっと繰り返され、どんどん老廃物が捨てられて、ついには血液中からなくなってしまうのです。

血液透析は、週に2～3回、1回4～5時間かけて行なうのが普通です。しかし、希望で透析時間を長くしたり、回数をふやしたり、自宅に透析機器一式を導入して患者自身が透析をしたり、夜間の睡眠時間を利用して透析をするなど、さまざまな方法があります。

このバリエーションの一つが、2012年からふつうの糖尿病性腎症にも適応になったオンラインHDFです。血液透析（HD）と血液濾過（HF）の併用型で、血液濾過透析といいます。オンラインとオフラインとがあって、オンラインのほうが、より多くの老廃物を除去できます。ふつうの透析との違いは、老廃物が入っている血液側に、さらに大量の補液をすることで圧力を高め、ふつうの透析では除去できない、より小さな

いろいろな透析

1. 長時間透析……週に18時間以上の透析をすること。週3回なら1回6時間以上。透析時間をのばすことで、より多くの老廃物が排出され、充分な除水がなされます。血圧が正常値になって降圧剤がいらなくなったり、貧血が改善したり、リンやカリウムを吸着するクスリが、減ったり不要になったりすることもあります。緩やかに除水ができるので、急激な血圧低下がない透析になります。

2. 頻回透析……隔日や連日の透析をすることで、平日のみの透析だと必ず発生する、透析をしない2日がないため、いい体調を維持しやすいといわれています。

3. オーバーナイト透析……夜間の睡眠時間を利用して7～8時間透析をすること。21～23時ごろから透析をはじめ、朝の5～7時頃まで行ないます。寝てしまえば透析時間は短く感じますし、日中、仕事を休むこともありません。長時間透析になりますから、透析中の血圧が安定し、より多くの老廃物が除去できるメリットもあります。

4. 在宅血液透析……まだごくわずかな人しか行なっていない方法ですが、好きな時間に透析ができ、回数など自由に決められます。施設から透析機器一式を借りて自宅で行なうもので、透析する人はもちろん介助をする人も病院で1～3か月、充分な教育を受ける必要があります。器械のリース料などの費用は、一般の血液透析と同様、自己負担はほとんどありません。

5. オンラインHDF、オフラインHDF……食欲が増進したり、普段の生活でも血圧が安定したり、貧血の状態がよくなったり、排尿機能が延長するなど利点も多く、今後の普及が期待されています。

老廃物まで取り除くことです。合併症が予防できますし、補充液を注入しながらですから、循環血液量も減りません。低血圧の人でもできるなど、いろいろ利点がある方法ですが、血液に加える補液を無菌状態の超純水まで精製しなくてはならず、高性能膜もふくめた手間と設備費用などのコストがネックとなって、残念ながら、思うようには広がっていません。

b. 腹膜透析

　広げると面積が２㎡にもなるといわれる、おとなの大きな腹膜を利用して、血液中の老廃物を濾しだそうというもので、具体的には、お腹に入れたカテーテル（最初に埋め込む手術をします）から透析液を１～２ℓずつ腹腔内にいれ、１時間くらい安静にします。すると、腹膜を流れる血管から血液中の老廃物や水、電解質が透析液ににじみでてきますから、いったん捨てて、また新しい液を入れるという操作を一日10回ほどくりかえし、全身の血液を正常に近い状態にするというのが、腹膜透析です。

　CAPD[*1]とAPD[*2]の二つの方法があり、どちらも通学や通勤は、これまで通り変わりなくできます。通院は月１～２回、血液透析にくらべて残っている腎臓の機能が長持ちするといわれていますが、腹膜がだんだん硬くなったり、能率が悪くなったりするので、平均７年くらいで、ほかの透析法に移ることが多いようです。

[*1] CAPD：透析液のバック交換は6~8時間ごと、１日４回程度行ない、交換

の時にバックとカテーテルをつなげます。おなかの中に入っていた透析液をカテーテルから空の袋にだし、その後、新しい透析液の入ったバックからカテーテルを通して透析液1.5～2ℓをおなかの中に入れます。バック交換には30分くらいかかります。それ以外の時間はカテーテルを腹帯などにしまい、普通に生活を送ります。

*2 APD：1日1回、夜寝ている間に機械（自動腹膜透析装置）を使って自動的に腹膜透析を行ないます。

④ 費用など

　現在は、人工透析には健康保険が適応されます。週3回の人工透析を受けると、治療費は約50万円、3割負担で約15万円ですが、特定疾病療養制度を使うと、1か月の治療費は医療機関ごとに1～2万円ですみます。人工透析に入ることが決まったら、「特定疾病療養受領証」を交付してもらうため、申請書と医師の診断書など、その病気にかかったことを証明できる書類を「協会けんぽ」に提出してください。

　また、人工透析を受けている人は、障害年金2級以上に相当します。公務員やサラリーマンなら、障害基礎年金2級に加えて、障害厚生年金2級となり、子どもや配偶者の加算を受けることもできます。

　ほかにも医療費助成の仕組みがありますから、病院のソーシャルワーカーに相談してください。

　10年以上、透析をつづけていると、いくつか重大な余病が発症することがあります。

　ひとつは「透析低血圧」です。多くは透析に入るとき血圧が

高いのですが、何年かたつとどんどん下がって、透析をするにも困るくらい、低血圧になることがあります。

「透析アミロイドーシス」も問題です。アミロイドという物質が骨や関節周辺にたまって骨を破壊したり、頸椎がやられて四肢麻痺を起こしたりする病気です。

また、骨自体がだめになったり、「異所性石灰化」といって、本来たまるところではないところにカルシウムがたまって起こる病気もありますし、その他、「レストレスレッグ症候群」という、むずむず足になったり、顔の色が悪くなったり、ということもあります。

透析患者の死因の1位は心不全です。体重のコントロールがうまく行かず、余分な水分が体内に残っていると心臓の負担が増します。高血圧が続いていると心肥大にもなります。リンやカルシウムの除去が不充分だと心臓の弁に石灰化が起きます。そうでなくても糖尿病性腎症の患者は動脈硬化も進んでいることが多く、心不全を起こしやすいのです。

だから水分、リン、カリウムを制限するとともに、体重管理をしっかり行なわなくてはなりません。透析終了時の目標体重をドライウエイトといい、その体重になるまで、透析で水分を除去(除水といいます)しますが、体重がふえて除水の量が多くなると、血圧が下がるリスクが高まるからです。

透析療法が健康保険の適応を受けるようになったのは1967年のことです。1972年に身体障害者福祉法による更正医療が適応され、患者の経済負担はほとんどなくなりました。

透析をしている人が日常生活で気をつけること

1. カリウムの制限……高カリウム血症の予防のためです。カリウムは果物、生野菜、芋類、肉類に多く含まれています。野菜はゆでて、水にさらすこと。ドライフルーツは厳禁です。
2. 水分と塩分の制限……塩分を取りすぎると、むくみや高血圧を起こしやすく、心臓の負担が大きくなります。
3. 酒、タバコ……禁煙はもちろん、お酒もできるだけ控えます。
4. シャントを守る……透析を受ける上で不可欠なシャントを長持ちさせるため、朝夕2回は耳を当てて音を、指でふれて拍動の確認をしましょう。感染予防のため、透析の日はシャワーだけにし、温泉・プールなど不特定多数の人が利用する施設は避けます。また、シャント側の腕を下にして寝ない、シャントをたたいたりぶつけたりしない、シャント側で腕時計をしない、カバンを提げたり重いものを持ったりしない、血圧測定や採血をしない、などの注意も大切です。
5. 適度な運動……透析に慣れてきたら、疲れない程度に体を動かします。歩くときは大股で踵から着地するとか、できるだけ階段を使うなど、日常生活の中に運動を取り入れます。血圧も安定するし、便通の改善やストレス解消の効果もあります。
6. 排便の習慣……野菜など食物繊維の摂取が減り、透析で多くの水分をとりますから、便秘がちになります。下剤を使うときは主治医に相談してください。サプリメントを考えているときも同様に。
7. 体重管理……低タンパク食事療法をしている人は体重が減ることがありますし、むくみがでているときは増加することがあります。健康的な体重を維持してください。
8. クスリについて……あらかじめ決められた量を、決められた時間に飲むことを心がけてください、飲み忘れたときは主治医に相談すること。透析患者がのんではいけないクスリもあるので、ほかの施設で処方されたクスリは、一度、主治医に見せてください。

技術も当時は未熟で、1972年当時の5年生存率はほぼ0%でした。この時代の状況を知っている人に、透析恐怖症が多いのです。

しかし、いまは違います。技術も装置もすべてよくなりました。5年生存率は70%をこえ、10年生存率も40%に近づいています。

4. 大血管合併症

糖尿病患者に深く関わっている病気が、動脈硬化からくる合併症です。これは3大合併症のように糖尿病の人だけがなるわけではなく、誰でも起こる可能性があります。ただ、糖尿病の人は明らかに起こしやすく、しかも予備群といわれる境界型のときから、リスクが明らかに高くなっています。

3大合併症では血糖のコントロールがなによりも大切でしたが、動脈硬化には血糖はもちろんですが、血圧やコレステロールの管理が、もっと大事かもしれません。糖尿病になると、血糖が上がるだけではないのです。コレステロールも高くなるし、腎臓がわるくなれば血圧も上がってきます。そういうもろもろの要素が同時に加わりますから、糖尿病の人の動脈硬化は、そうでない人より進み方が早く、悪化しやすいのです。

大血管障害に分類されている病気には、狭心症、心筋梗塞などの冠動脈疾患（虚血性心疾患）、脳梗塞、脳出血などの脳

血管障害、足の動脈硬化症である閉塞性動脈硬化症の3種類があります。どれも糖尿病患者はなりやすく、福岡県・久山町の調査では、虚血性心疾患は3倍以上、脳血管障害は4倍強もなりやすいことが明らかになりました。

　ヨーロッパでの調査でも、糖尿病の人とそうでない人で、心筋梗塞を初めて発症した率と、心筋梗塞の再発を起こした割合をしらべた結果、糖尿病の人は約5.8倍、心筋梗塞を起こしやすく、約2.4倍、再発しやすいことがわかっています。実際に、脳梗塞になった人の約半数に、心筋梗塞を起こした人の約3分の1に、糖尿病がみられました。

　日本では以前、脳血管障害が心筋梗塞などの冠動脈疾患より多く、アメリカでは冠動脈疾患が脳血管障害より多かったのですが、日本でも糖尿病で心筋梗塞を起こす方がふえてきて、最近終了した生活習慣の介入試験でも、冠動脈疾患の発症率が脳血管障害を超えていました。いまは糖尿病の方の心筋梗塞がいちばん注目されているのです。

　糖尿病患者の動脈硬化の特徴は、1か所だけではなくて、ここもあそこもという感じで、数珠状にずっと細くなっていることです。ステントという器具を入れて血管を広げることもできず、バイパス手術が必要で、そこが、1か所にコレステロールがたまって、血管が細くなるコレステロールが高いだけの動脈硬化患者との違いです。

　動脈硬化が進むと、血液の流れるスペースが狭くなり、流れが乱れて、血栓ができやすくなります。血栓で血流が止ま

ってしまうと、その先の細胞には酸素や栄養がいかなくなり、細胞が死んでしまう……この梗塞が、脳や心臓や下肢の動脈に起きるのが、大血管障害とよばれている合併症です。

　起きる理由の一つは、食後の血糖が高く、血糖の変動が大きいことです。グルコース・スパイクといわれる変動の大きさが、血管の壁に対して悪い影響を及ぼしますから、できるだけ血糖を下げ、変動を小さくするのが治療のポイントです。

　糖尿病患者のほとんどが合併している高血圧と、LDLコレステロールや中性脂肪が上がったり、HDLコレステロールが下がったりという脂質異常症が、大血管障害のリスクを上げているので、この3つの危険因子を、同時にすべてコントロールすることが重要です。

　それには、生活習慣の修正が避けては通れません。食事療法がとくに重要で、肥満にならないようにカロリー制限をしつつ、バランスのとれた食事をする、食塩も控えてもらいます。というのも、食塩摂取の多い人は、概して摂取カロリーも多いからです。

　喫煙は心筋梗塞や脳梗塞に非常に悪い影響を与えるだけでなく、足の動脈硬化症を悪化させる元凶です。飲酒は少量ならいい面もありますが、どんどん量が増えるのが一般的ですから、お勧めするわけにはいきません。

　血糖コントロールは、細小血管障害ほどには厳格にしません。あまり厳格にすると、大血管障害の患者のなかに重い低血糖を起こす方が出て来るからです。患者の様子と動脈硬化

第 3 章 合併症の治療

の進行具合に合わせて目標の血糖値を決め、DPP‑4 阻害薬やメトホルミンなどを補助的につかってやっていく、ということになります。

一方、血圧は糖尿病腎症の発症や進行の抑制が重要ですから、130/80mmHg 未満を目標として、ACE 阻害薬と ARB を第一選択薬として使います。

脂質では、とくに LDL[1] の管理が重要で、スタチン[2]（商品名：メバロチン、リポバスなど）とエゼチミブ[3]（商品名ゼチーア）という、2 つの違う作用をするクスリを組み合わせて使います。トリグリセリド[4] や HDL[5] には EPA 製剤（商品名エパデール）がいい結果をあげています。目標値はトリグリセリド 150 未満、HDL40 以上、LDL は 120 未満です。

[1] **LDL**……コレステロールは LDL、HDL、VLDL の 3 つに分かれ、LDL は、肝臓でつくられたコレステロールを各臓器に運ぶ働きをしている低比重リポたんぱくのこと。細胞内に取り込まれなかった余剰なコレステロールを血管内に放置し、動脈硬化を引き起こす原因となり、「悪玉」と呼ばれている。
[2] **スタチン**……血液中のコレステロール値を低下させる薬物の総称。高コレステロール血症の治療薬として使用されている。近年、高脂血症患者の心筋梗塞や脳血管障害の発症リスクを低下させる効果が判明した。
[3] **エゼチミブ**……小腸からのコレステロール吸収を抑制し、血中コレステロール値を低下させる医薬品。
[4] **トリグリセリド**……中性脂肪のこと。砂糖などの糖質（炭水化物）、動物性脂肪を主な原料として肝臓でつくられ、多く摂りすぎると、皮下脂肪の主成分として蓄積される。
[5] **HDL**……HDL は、血管内壁にへばりついて動脈硬化を引き起こすコレステロールを引き抜いて、肝臓に戻すはたらきをする。いわば、血管内の掃除役ともいうべき存在で、このことから「善玉コレステロール」と呼ばれている。

① 脳血管障害（とくに脳梗塞）

　糖尿病では脳出血よりも脳梗塞、それも小さな梗塞が多発することが多いといわれています。

　脳梗塞では「FAST」を思い出してください。Fはfaceで顔の麻痺、Aはarmで腕の麻痺、Sはspeechで舌がもつれる言葉の障害で、脳梗塞を疑うべき3つの症状です。残りのTはtime、発症時刻で、治療の遅れが死亡につながる脳梗塞では、症状に気づいたらすぐ救急車を呼び、救急受診をするように呼びかけるスローガンです。

　今もっとも効果のある治療と言われているのがt-PAというクスリを点滴で投与する治療で、血栓が溶けますから、約4割の人は症状がなくなるまでに回復します。ただ、これには時間の制約があり、発症4、5時間以内なら有効で安全に使用できますが、それ以上時間がたつと有効性が薄れます。だから「気づいたらすぐ救急車」なのです。

　発症してから2週間は、降圧薬を使いません。血糖も最初は150～200mg/dl程度を維持し、徐々に厳格な管理に移るのがふつうです。予防の決め手は、早期からの血糖コントロールと、130/80mmHg未満をめざす高血圧の治療です。

② 冠動脈疾患（とくに心筋梗塞）

　糖尿病患者が心筋梗塞を起こす危険度は健常者の3倍以上で、欧米では糖尿病患者の40～50％が心筋梗塞で亡くなっています。日本でもふえてきました。

心臓に栄養を与えている冠動脈が動脈硬化で狭くなったのが狭心症、血栓がつまって血液が途絶えてしまったのが心筋梗塞です。ただ、糖尿病患者の急性心筋梗塞は、痛みなどはっきりした症状がないこと、発症したときに何本もの冠動脈に病変があり、すでに進行した状態になっていて、心不全や不整脈を起こしやすいのが特徴です。

境界型のときから食事療法と運動療法を始めておくこと、血圧の管理はもちろん、食後高血糖やコレステロールの管理もしっかりしておくことが、なによりの予防です。肥満傾向の患者にはメトホルミンが有効なこと、全体としてチアゾリジン系（アクトス）が冠動脈疾患だけでなく、大血管障害の二次予防に有効という報告もあります。

③ 末梢動脈疾患（PAD）

糖尿病患者の10〜15％にみられる合併症で、とくに膝から下に疼痛や潰瘍などの病変が見られるのが特徴です。下肢の動脈が硬化して、狭くなったり閉塞したりして、血流が減ったことで起こります。普通に言われる危険因子は、高齢、高血圧、脂質異常症、喫煙ですが、糖尿病が最も強い危険因子であることに間違いありません。罹病期間の長さと、神経障害が、さらにリスクを高めています。

Ⅰ度（冷感、しびれ感）からⅡ度（間歇性跛行）、Ⅲ度（安静時疼痛）、Ⅳ度（皮膚潰瘍）までの病期があります。

間歇性跛行の症状が出ている人のうち、27％が5年で症状

が進行し、4%が下肢切断になるだけでなく、20%が冠動脈疾患を起こし、30%が亡くなっています。大した自覚症状なしに進行するサイレントキラーであり、早期発見早期治療がなにより重要です。

早期発見のために大切なのは、患者の下肢の視診と下肢動脈（大腿動脈、膝動脈、足背動脈）の触診です。足を上げたとき皮膚が青白くなったり、爪が萎縮していたり、冷たく亀裂の入った皮膚は下肢の血流が少なくなっているなによりのサインです。

再現性が高い検査では、足首の最大収縮期血圧と上腕の最大収縮期血圧の比をみるABI (ankle-brachial index) が有効です。0.9以下なら末梢動脈疾患（PAD）と診断します。アメリカ糖尿病学会では50歳以上の糖尿病患者に5年ごとのABIを推奨しています。

5. その他の合併症

その他の合併症として、感染を防ぐ力が弱くなることがあげられます。おできやミズムシも出やすくなるし、肺炎や結核、膀胱炎、胆嚢炎など、内臓の感染症も起こりやすくなります。手術後も傷が治りにくく、傷口がくっつきにくいので、大きな手術のときには、前もって血糖値を下げ、いい状態にしてから行ないます。白内障でも、コントロールができていないと、眼科の医師も手術をやりません。

① 歯周病

　歯周病は「第6の合併症」といわれるように、糖尿病の人が歯周病になりやすいことは、以前からよくいわれていました。糖尿病の人は歯周病の罹患率が高く、歯周病の人も糖尿病の罹患率が高い（糖尿病の人の歯周病は、通常の人の約2倍）し、糖尿病患者は歯周病がより悪化しやすいのです。また、糖尿病の罹患期間が長い人ほど、歯周病の罹患率が高く、血糖コントロールがよくない人ほど歯周病がより悪化しやすく、歯周病が悪化している人ほど血糖コントロールがよくありません。そして、歯周病の人は糖尿病でないとしても、糖尿病予備群であることが多いのです。

　さらに、糖尿病患者が歯周病をしっかり治療すると、HbA1cが改善することもわかっています。というのも、高血糖の状態では、浸透圧の関係で尿が多く出るようになり、体内の水分がへって、のどや口がかわきます。口の中が乾燥すると歯周病の原因菌が繁殖しやすくなりますし、糖尿病患者は細菌に対する抵抗力が減り、組織を修復する力も弱くなっていますから、歯周病になりやすく、また悪化しやすいのです。

　慢性感染症の歯周病に対して、からだはさまざまなサイトカインを出して、細菌の活動を抑えようとします。このサイトカインが、一方でインスリンの働きを阻害して血糖値が上がります。さらに歯周病で歯を失うと、硬いものが食べられず、柔らかいものが中心となり、それもよく噛まずにのみこ

みがちです。このような食生活は、食後の血糖値を急激に上昇させます。

このように歯周病と糖尿病は密接な関係がありますから、まず歯科医で歯周病を治療しましょう。そしてプラーク・コントロールに努めます。歯科医でのスケーリングと自宅でのブラッシングが両輪です。

② 認知症

九州大学の「久山町研究」で、高齢の糖尿病患者に認知症の合併が多く、糖尿病のない人に比べて、アルツハイマー病や脳血管性認知症の発症リスクは2〜4倍にもなることが明らかになってきました。

アルツハイマー病にアミロイドβというタンパク質が関わっていることは有名ですが、最近、インスリンも関わっていることがわかってきたのです。

脳の神経細胞は糖が唯一のエネルギー源で、その糖を取り込んでいるのは、神経細胞を囲んでその機能を支えている「グリア細胞」です。アルツハイマー病患者の脳では、グリア細胞に働きかけるインスリンが不足し、グリア細胞が血液中の糖を取り込めなくなっているのです。インスリンの効きがわるくなるインスリン抵抗性も大きく影響しています。

「久山町研究」でわかったのは、健常者の脳では半分以上の遺伝子がよく働いていたのに、アルツハイマー病の脳では、インスリンの働きに必要になる遺伝子が働かなくなっただけ

でなく、その働きを邪魔する遺伝子が活発になっていたことです。そして、糖尿病は脳の動脈硬化を促進させますから、アルツハイマー病にも、血管性認知症にもなりやすいのです。

食後高血糖も認知症に影響しているとの説もあります。食後高血糖が続くと、酸化ストレスや炎症、糖をもやしたときにできる「終末糖化産物」が脳の神経細胞にダメージを与えることがわかってきたからです。

大切なことは血糖コントロールです。血糖値が高くなっていると、脳内でのインスリンの働きが悪くなるとともに、アミロイドβがふえるといわれているからです。

アメリカでは、HbA1cが上がるとともに、認知機能、とくに前頭葉機能が低下することが示されました。HbA1c7.0%を目標にコントロールすること、とくに食後高血糖を防ぐため、適切な薬物治療が必要です。

また、重症の低血糖が脳の神経細胞にダメージを与え、重症の低血糖を起こした人は、そうでない人の2倍も認知症の発症リスクが高まるという報告もあります。

高血糖と低血糖、食後高血糖を防ぐ慎重なクスリの使用が望まれます。

③がん

がんと糖尿病の関係を示唆する報告はたくさんあります。たとえば、「久山町研究」では、空腹時血糖100mg/dl未満の人ががんで亡くなる率を1とした場合、糖尿病予備群の方は

1.5、糖尿病の方は 2.2 という危険度になりました。そして、罹病期間が長い方、重症の方のがん死亡率が高いこと、胃がんでは HbA1C6.0 〜 6.9% が 2.0、7.0% 以上は 2.5 と、危険度が増していました。

　日本糖尿病学会と日本癌学会の合同委員会の報告（男性 15 万人、女性 18 万人を 10 年間追跡調査）によると、糖尿病の人はそうでない人より 1.2 倍がんになりやすく、大腸がんになるリスクは 1.4 倍、肝臓がんは 1.97 倍、膵臓がんは 1.85 倍も高いということでした。

　なぜそうなのかということは、まだわかっていません。しかし、糖尿病になると、インスリンの作用が不足し体内の状況が変わってきます。高インスリン血症や IGF／1 というインスリン様成長因子がふえて、これが肝臓や膵臓の腫瘍細胞の増殖を刺激して、がん化に影響しているとの説があります。また、肥満や内臓脂肪の増加が影響しているとの説もあります。

　糖尿病患者は、がんのスクリーニング検査をうけることが、なにより大切です。

第4章
食事療法の実力
〜「ゆるゆるダイエット」のすすめ〜

境界型と診断された人が、なによりもすぐ手を付けなくてはいけない、そして手を付けることができるのが、自身の「食事」の改善です。

境界型の患者で、これまでの自分の食事や食生活がまったく問題ないと思っている人は、ほとんどいないでしょう。わかってはいるのです。それでも、食事療法と聞くと、なんだか面倒とか、地味と思ってしまうのはなぜなのでしょう。

面倒そうな食事療法があるからです。しかし、そうでない方法も、世の中にはあるのです。それが私のお勧めする「ゆるゆるダイエット」です。しかしその前に、食事療法の大切さと、いま話題の糖質制限ダイエットについてから。

1. 境界型は体脂肪をへらして発症を予防

糖尿病をまだ発症していない境界型で、なおかつ肥満している人3,234人が対象の大規模な臨床試験がアメリカで行なわれました。平均年齢51歳、平均BMI34.0ですから、かなりの肥満です。この人たちを「ダイエットと運動でマイナス7％以上の減量を目指す」生活習慣改善グループと、「インスリン抵抗性を改善するメトホルミンをのんで治療した」メトホルミングループ、そして「偽のクスリをのんだ」（なにもしなかった）プラセボグループの3つに分けて、糖尿病発症の予防効果を比較しました。

結果は、糖尿病の年間の発症率が、プラセボグループで11.0％だったのに対し、メトホルミングループは7.8％、生活習慣改善グループは4.8％でした。生活習慣改善グループが行なったのは、低脂肪で低カロリー食を食べることと、速歩などやや強めの運動を週に150分やっただけです。運動療法もふくめて、境界型の人にとって、食事療法の重要さがよくわかります。

2. 糖質制限ダイエット

　日本の糖尿病治療に糖質制限食がはやり始めたのは2005年頃といわれています。

　それまで日本糖尿病学会が推奨していた方法は、身長や仕事量から1日に必要なカロリー量を出し、それを糖質50〜60％、タンパク質20％以下、脂質25％程度と、栄養バランスにも気を配って摂取する、日本人の食生活とほぼ同様で、なんとも優等生的なものでした。

　それが、摂取カロリーを考えることなく、米やパン、麺類の糖質だけ減らせば、肉や脂肪は好きなだけ食べてもいいのですから、まさに革命、しかも、短期的な体重減少効果も大きくて、多くの医療機関が試み、メディアでも取り上げられて、日本中で大ブームとなりました。

　糖質制限＝低糖質にすると血糖値は下がります。入る糖分の量が少ないわけですから当然です。問題は、糖質を減らし

た分を、タンパク質と脂肪で、どう補うか、ということです。

　肉をいくら食べてもいいといわれても、そんなに食べられるものではありません。しかもタンパク質は消化と吸収のために、からだに相当な負担をかける栄養素です。

　糖質や脂肪は、エネルギーとして使われたあと、水と炭酸ガスになっておしまいですが、タンパク質は窒素やリンなど、いろいろ入っていますから、腎臓を使わないと排出できません。量を増やせば、それだけ腎臓に障害が起きやすく、腎臓の機能が心配になります。

　腎臓の機能は、糖尿病患者の今後にとって、きわめて重要です。食事療法で大切な腎臓をいためてしまったら、元も子もありません。いま日本糖尿病学会が推奨している1日のタンパク質は、総カロリーの15〜20％ですが、それを倍以上に増やすのは、ほぼ不可能です。

　すると、残りを脂肪と糖質で補わなければなりません。摂取カロリーを変えないとしたら、低糖質ダイエットは、脂肪をかなり増やした食事にするということです。高脂肪食を長期間食べると血管障害を起こすリスクが高まるのは、すでに証明されていて、それらのデータを無視して、血糖値を下げるために高脂肪食を奨めることはできません。

　それに糖質を抜いたら、日本人には食べるものがないのです。ごはんがだめ、パンもだめ、そばやうどん、パスタもダメとなったら、いったい何を食べたらいいのでしょうか。ほとんどの人はカロリーの総摂取量が減って、だから痩せてし

まうのではないか、と考えられます。

　ただ、低糖質もわるいばかりではありません。とくに食後の血糖値が高い人が、糖質を減らすのは効果があります。結果的にタンパク質が増えますから、そのためにGLP-Ⅰというホルモンが増え、胃からブドウ糖が吸収するのを遅らせることになり、インスリンの分泌も遅らせて、結果的に分泌量を減らせるからです。しかし、糖質を全カロリーの10%とか20%までに減らすのはやりすぎです。せいぜい糖質を全体の50%にして、タンパク質15%に、脂肪が35%、というところでしょうか。

　やせる効果も、低糖質ひとり勝ちではありません。低糖質と低脂肪をくらべた実験では、半年間くらいなら低糖質のほうが体重減の効果は大きいのですが、1〜2年経つと、減った体重はほとんど同じになります。糖尿病治療を考えるとき、短期的な効果だけ重要視するのは大きな間違いです。3〜5年、いやそれ以上も無理なくつづけられる方法でなくては、食事療法の意味がありません。それゆえに、極端な低糖質ダイエットには反対です。

　アメリカの糖尿病学会では、ガイドラインで糖質制限を認めるように変わってきました。2002年版では糖質制限を否定し、1日の摂取量を130g以下にしないように指導していたのに、2008年版では糖質制限はカロリー制限と同様に、減量に有用と変わり、2013年には糖質制限は減量だけでなく糖尿病治療の選択肢になるとまで記しています。

日本でも、2012年の段階で、すでに糖質制限食を食事療法の一つのオプションとして認め、その制限の幅を、糖質をゼロとするのは好ましくなく、制限しても1日最低130gとしていますし、東大病院では糖質40％（総カロリー比）の病院食を提供しています。
　カロリー制限をしている人間に、糖質130gは少し多すぎるような気もしますが、とにかく時代は動いています。
　低糖質ダイエットのブームは、もしかすると、血糖コントロール第一主義に陥った診療現場への反省かもしれません。なにより目の前の患者がいきいき過ごすための治療が考えられ、行なわれなくてはならないのに、患者の顔色より血糖の数字だけ見ているような医療では、学会の標榜している「患者中心の医療」が実現できるわけがありません。
　食事療法にしても、カロリー制限はまだしも、糖尿病学会が推奨している方法は、あまりにもとっつきにくく不親切です。それが患者の足を病院から遠ざけてしまっていることに、どれだけ実感を持って、反省しているのでしょうか。
　糖尿病学会は食事療法の実行に、「食品交換表」を奨めています。たくさんの先輩たちが関わった、世界に誇る労作です。80カロリーを1単位として献立を組み立てる、ごはんのかわりにパンが食べたいときは、交換表を見て、ごはん150グラム（3単位）だったら、食パン90グラム（3単位）と交換することができる、という表です。

●「食品交換表」の1単位

ご飯 50g ＝ 食パン 30g ＝ ジャガイモ 110g ＝ さつまいも 60g
（小茶碗半杯）（6枚切半分）　　　（中1個）

牛肉もも（薄切り）40g ＝ 鶏肉ささみ 80g ＝ 木綿豆腐 100g

　料理ができる方でも、管理栄養士の指導を受けて、コツをつかむまで時間がかかります。まして料理が苦手な人や、やったことがない人には、なかなか手が出ません。なにしろこの交換表は、献立どおりの食材を買い、自宅で作ることが前提です。生の材料から食事をつくる40、50年前の日本人の食生活からスタートした食品交換表なので、時代と食生活の変遷に追いついていない、だから利用の仕方がわからないなどといわれるのです。

　いまは外食の機会もふえ、スーパーで惣菜を買って来て、それにちょっと手を加えて食卓に出すこともふえました。忙しい現代人にとって、最初から交換表を使って、1200カロリーとか1600カロリーの食事という献立を作るのは無理、現実的ではありません。市販の焼きそば何カロリーと書いてあるカロリーブックのほうが、よほど役に立ちます。本によれば銘柄まで出ています。

　あと大事なことは、食品やレストランで表示してあるカロリーや塩分の数字に、日ごろから気をつけることです。食事療法をやっている人には、あの情報はかなり有用です。実際、

食品の裏の数字をみると、市販されている菓子パンやおかずパンのカロリーの多さには驚かされます。多いと思うことが、まず大事です。パン1個で300カロリーくらいあり、昼食にパン2個食べると600カロリー。それでサラダは高いから買わないという食生活だと、糖質ばかり食べていることになり、ますます太ります。

どうしても糖質制限食をやりたいなら、必ず専門医の指導のもとで、それも1日130gくらいの糖質は必ず確保する、おだやかなものを短期間やってください。そして、そのあと「ゆるゆるダイエット」を試してみてください。

3. 食事療法の意味

食事療法は糖尿病の最高の特効薬、という言葉もあります。それは、糖尿病が食事と密接な関係のあるインスリンの不足や欠乏から起こる病気だからです。

糖尿病患者は、必要なときにすみやかに、充分なインスリンが分泌されません。インスリンも、肝臓や筋肉などいろいろなところで働きますが、その受け皿のほうで、インスリンが効きにくい状況がつくられていることがあります。

この分泌不足と抵抗性の両方を改善するのが、食事療法です。食事をある程度制限することで、乏しいインスリンを節約するのです。

もう一つの目的は、太ることがインスリンを効きにくくさ

せる最大の要因ですから、肥満を改善することで、インスリンの効き方をよくしてインスリン抵抗性の改善をします。

　そのために、決まった時間に3食しっかり食べること、栄養のバランスを崩さないこと、ドカ食いはしないことが原則です。そして、食べる量を調整し、栄養バランスのとれた食事に切り替えます。

　この食事療法はもっとも効果があり、ほかの治療法の効果も助ける基本の治療法です。糖尿病を根治させる方法が見つかっていない今、糖尿病治療の目的は合併症を予防することで、高血糖を放置していれば、ほぼ例外なく合併症が起こります。しかし、食事の状態を改善し、血糖コントロールをいい状態に保っていれば、合併症と無縁の生活も夢ではありません。病状も改善でき、インスリンやのみ薬の効果も、しっかり上がるでしょう。

4.「ゆるゆるダイエット」

　紹介する食事療法「ゆるゆるダイエット」は、これまでの食事療法を捻った方法です。そのため、実行にあたって、いくつか確認させてほしい原則があります。

① 正常な血糖値を目指しません

　「ゆるゆるダイエット」実行にあたって、知っておいてほしい原則のひとつです。目標とするHbA1cはせいぜい7％く

らいでいい。

　理由は、アメリカ国立衛生研究所が行なった薬物による心血管疾患のリスク低減をみる大規模な臨床試験の教訓です。厳格な血糖コントロールグループの死亡率が、標準治療より22%も高くなったからです。

　だから、目標の血糖値も6%未満ではなく、「ゆるい」HbA1c7%を切るくらいとします。始めるときには主治医と相談して目標値を設定してください。病状や治療法、合併症の有無、年齢、治療のサポートなど、一人一人異なるからです。

②適正体重は目指しません

　二つ目は、体重の指標となるBMI（体重kg÷身長m÷身長m）のことです。22前後がもっとも健康的で長生きできるBMIとなっていて、適正体重も22が基準となっていますが、その数字はとりあえず目指しません。

　というのも、太っているとほんとうに長生きできないのかと、厚生労働省が40歳以上5万人を12年間追跡調査をしたところ、高齢者は多少太っていて、腹囲が短めの人のほうが長生きだという結果が出たからです。ただし、これは健常人が対象の調査で、糖尿病の人にあてはまるわけではありませんが、かなり痛快な結果ですので、紹介させていただきます。

　ただ、高度肥満（BMI30以上）や、痩せている人（BMI18.5未満）になると男女とも短命という結果でした。この調査をメディアが紹介するとき、よく「小太り」と表現しますが、日

本の基準ではBMI25以上は立派な「肥満」です。

というわけで、適正体重は目指しません。とにかく体重が減ればいい。これを二つ目の原則とします。

③ ゆっくりゆっくり

1年で10キロ以上痩せるのは、明らかに減らし過ぎです。減量の目標は月に500g、最大1kgとします。急激な減量をすると、脳が飢餓状態と察知して、脂肪を溜め込みやすくし、リバウンドが起こるからです。

月に500gでは痩せている実感がなくとも、これからやろうとしているのは、医療としての食事療法です。ダイエットというと、外見上の効果を求めて急激な減量を求めがちですが、見た目にやせてみえるのと、からだの中の代謝がよくなるのとは、まったく別の話です。

もちろん糖尿病とか境界型、予備群と診断されたわけですから、いまの体重に問題があるのは当然で、へらしますが、体重を大幅に減らすことが目的ではありません。

月500g〜1kgの減量の結果、血糖が下がって、脂質が下がって、血圧が下がっていれば、第一段階としては合格です。多少、太めであってもいいのです。

BMI30をこえて肥満とする欧米人と比べると、BMI25で肥満となる日本人は、肥満の程度が違います。肥満という現象には人種差が大きく関わっていて、東洋系の特徴は内臓脂肪が簡単にたまりやすく、そのため血圧も血糖も上がってし

まうことです。

　幸い、内臓脂肪はたまりやすくて、へりやすいのが特徴で、ダイエットを始めて最初に減るのが、この内臓脂肪です。だから、少しの減量でも、はっきりと効果が出てくるのです。

　ただ、体重計は 10g 単位で測れるシンプルなものにしてください。目標を月 500g とした場合、目盛りの粗い体重計では誤差の範囲になってしまいますし、脂肪率などの数字はあくまでも推計で、信頼に足るものではないからです。

a. 減量の目標＝方法は自由、３％減を目指す

　いちばんの目玉は、この３％減。３〜６か月でマイナス３％を目指すということです。90kg の人で 2.7kg、80kg の人

コラム

体重の測り方

- 測る時間を決めておくこと……起床してトイレをすませたあとがベスト。もちろん朝食前です。服装もなるべく一定に。朝がよいというのは、前日の夜に食べたものがすでに消化されていて、体内水分量が安定しているためです。
- 就寝前に測るのもいい……就寝前は朝より体重が増えているのがふつうです。だからもし、そのときの体重が、朝と変わらないか、いくらかでも減っていれば、やせているわけで、モチベーションもあがるでしょう。逆に、入浴の前後は体重を測るのにあまり向いていません。好きな時間に測って一喜一憂するのも、これまたあまり意味がありません。
- 必ずデータを記録しておくこと……これも大事です。

で2.4kg。これならと思いつつ、それで効果あるの？と思うかもしれません。効果は保証します。外見上の変化は期待できないかもしれません。しかし日本人の場合、この減った3％は、ほとんど内臓脂肪です。悪いものをどんどん生み出していた巣窟そのものの脂肪組織がまっさきに減るのです。

だから、BMI25以上で血糖値や血中脂肪、血圧が高い人を対象に減量の効果を調べた研究でも、わずか2〜4％の減量で、すべての数値がはっきりと改善しています。

マイナス3％を目指すためなら、減量法はどんな方法でもかまいません。ただ、やってはいけない方法もありますので、それはやめてください。リバウンドしたり、栄養のバランスが崩れて体調がわるくなったりするからです。

b. 減量の方法1＝リバウンドしない方法で

短期やせが危険なのは、無理な食事制限をするため、体重が元にもどるリバウンドが起こりやすくなるからです。その結果、リバウンドとダイエットを繰り返す「ウエイト・サイクリング」状態になり、そうなると脂肪がふえて筋肉が減って体型が崩れるばかりか、逆に「やせにくい」体質になってしまいます。

それだけでなく、ウエイト・サイクリングを繰り返すと、寿命遺伝子として知られるテロメアが短くなり、老化が進んで寿命が短くなることも報告されています。

その意味で、リバウンドしにくい方法を、ぜひとも採用しなくてはなりません。それが、日常の活動量を上げて基礎代

謝を高めると同時に、ゆっくりと体重減を目指す、「ゆるゆるダイエット」なのです。

c. 減量の方法２＝無理なく活動量をふやす

活動量、つまり消費するエネルギー量をふやすのもダイエットには重要です。

日々生活の中で使っているエネルギーは、4種類あります。ひとつは生きていくための最低限必要なエネルギー「基礎代謝」です。エネルギーの60%を占めていて、呼吸や体温の維持や心臓を動かすことなどに使っています。これは、ある年齢以上になると、そう簡単にふやすことはできません。

２つめが食事をしたあとに、消化吸収分解などに使う「食事誘発性熱産生」というエネルギーで、一日の10%を占めています。これもふやせません。

３つめが「運動」。0～10%で、運動をすればもちろん増えますが、運動しない限りふえません。

そして４つめが「非運動性身体活動」で、英語の頭文字をとってNEATといいます。総エネルギーに占める割合は20～30%と、けっこう大きい上に、ちょっとした工夫で増えてくれます。非運動性というように、体を鍛えるための運動ではなく、家事や通勤、通学など、日常生活に不可欠な「運動」のことで、このNEATが最近減っているのが、肥満が増えた理由のひとつといわれています。暮しが自動化された結果、NEATが昔に比べて1日100キロカロリー減っていることがわかりました。100キロカロリーとは、２か月で1kg、1か

やってはいけないダイエット

1. 単品ダイエット……リンゴだけ、卵だけなど、一つの食品だけを食べるというあのダイエットは、栄養が偏り、脂肪だけでなく、筋肉も減ってしまいます。
2. 食事抜きダイエット……食事はこまめに何度も食べたほうが、じつは太りにくいのです。食事抜きは体重を増やすための食事法、たとえば朝食をぬいて、3食分を昼、夕の2食で食べると、1回あたりの食事量がふえ、インスリンの分泌量もふえるので、脂肪がつきやすく、逆に太ってしまいます。
3. 半身浴、サウナ……いくら汗をかいても、減るのは水分だけ。肝心の脂肪は減りません。
4. デトックス……体内の有害物質を排出ということもかなり疑問ですが、それが減量につながるという根拠はまったくありません。
5. 部分やせ……脂肪を揉みだしたり、ラップをまいたりしても、エネルギーは全身の脂肪細胞から使われますから、ある部分だけの脂肪細胞が使われることはありません。
6. サプリメント……のむだけでやせるサプリメントはないと考えてください。効果があるとしたら、運動と組み合わせたときだけです。
7. 脂肪吸引……吸引されるのは皮下脂肪だけで、しかも血管や神経が傷つく恐れがあり、過去には死亡例も出ています。

月で500g……私たちが目指すカロリー減そのものです。

　また、肥満者と非肥満者のNEATの差は、1日350キロカロリーもあって、肥満者はそうでない人より、座っている時間が長く、立っている時間が短いのです。この差はかなり大きいもので、「立つ」と「座る」より20％もエネルギー消費がふえ、「歩く」と300％もあがります。

　だから、できるだけ立つ、できるだけ歩く、できるだけ座っている時間を減らすことで、NEATをふやしていこうというのが「ゆるゆるダイエット」の基本です。

　たとえば、新聞や郵便物を玄関まで自分でとりにいく、毎日部屋の掃除をする、毎日ペットと散歩する、チャンネルをかえるのにリモコンは使わない、駅や歩道橋では積極的に階段を使う、エレベーターやエスカレーターを極力使わない、天気のいい日には一駅分歩く、などです。

　さらに背筋をのばす、電車やバスでは立っている時間をふやす、食べるときは一口ずつよく噛む、工夫しだいでエネルギー消費がふやせます。とくに噛んでいるときは安静時よりエネルギー消費が20％もアップするうえに、満腹感も得やすく、減量には一石二鳥です。

　立ち方や座り方しだいでも、筋肉が鍛えられ、エネルギー消費が増えます。椅子に腰掛けるときは、あごをひき、おなかに力を入れて、腰の辺りの背骨を意識しながら、両足をそろえて閉じましょう。これで背筋をのばすと、インナーマッスルが鍛えられます。

立っているときは、あごをひいて、腹に力を入れ、重心をかかとにうつし、耳たぶとくるぶしが一直線になるように、背筋を伸ばします。イメージとして背骨の上に首をのせるようにすると、腹筋や背筋が鍛えられます。

　このNEATを考えるときに大事な単位がMETs（メッツ）です。Metabolic EquivalenTsのことで、さまざまな身体活動におけるエネルギーの消費量を、座ったときの消費量を1としてあらわしたものです。たとえば、ガーデニングが2.3メッツ、ふつうの速度で歩くのが3メッツ、掃除機を使っての掃除が3.3メッツ、ゆっくり階段を上がるのが4.0メッツ、早足で歩くのが5.0メッツ、スコップで雪かきが6.0メッツ、階段を駆け上がるのが8.8メッツなどとなっています。

d. 減量の方法3＝食べる時間と量を考えよう

　減量の原則は、食べる量を減らし、活動量を増やしていくことです。現代人がかかえている日常生活の大問題は、食べ過ぎているという意識がほとんどなく、昔に比べたらそんなに食べていないと感じていることです。しかし、基本的に糖尿病患者は食べ過ぎで運動不足です。私たち医師にいうことは、食事に関しては過少申告で、運動に対しては過大申告がふつうで、食べているものは2〜3割多めに、運動に関しては2〜3割少なめに考えると、だいたい合っています。

　糖質をへらすより、総摂取カロリーをへらすほうが、さらに重要です。よけいなものを食べるのをやめる、ということです。

無意識に食べ過ぎているひとつは間食が多いこと、もう一つは、以前とおなじくらいの量を食べていること。基礎代謝や運動量は年齢とともに減っていますから、おなじ量を食べているだけで、充分に食べ過ぎています。まず、

　間食をやめます……おやつは少量でも高エネルギーです。菓子類に大量に含まれる砂糖は、消費されないものが体脂肪になり、バターやクリームなどの油脂類は、血液中の中性脂肪を増やして、内臓脂肪を増やします。

　勇気を持って一口分を残すようにします……毎日一口分の摂取エネルギーを減らすのが、成功のこつです。残すのがいやなら、ごはんを一口分36g（約60キロカロリー）へらしたら、どのくらいの盛りになるのか確かめ、小さめの茶碗にします。家では少なめに盛り、外では一口残す勇気を。そしてゆっくり食事を楽しむことです。月500g減量なら、ごはんを一口減らしただけで充分に達成できます。（月1kg減量なら1日240kcalへらせばいい、ごはんなら大きめの一口です）

　自分の大好きな食事のカロリーを知ること……問題は平日の昼食や、仕事のあとのつきあいです。ランチメニューの多くは、手頃な価格で味・量とも満足するようにできているので、カロリーが多く、塩分も高く、炭水化物の割合も多いものがほとんどです。どんな献立がどのくらいのカロリーなのか知っておくと、メニューを選ぶときに大いに役に立ちます。

　もちろん、カツ丼とうどん、ラーメンにおにぎりなど、炭水化物の重ね食いは、もう諦めてください。

食べる順序も考えること、大切なのは「ベジタブル・ファースト」……まずサラダや汁物を食べ、つぎにおかず、そしてごはんという順序です。野菜を先に食べることで主食の食べ過ぎを防ぐだけでなく、野菜に多く含まれる食物繊維は、血糖値の上昇を緩やかにしてくれます。ただ、こういった食習慣の変更には、けっこう時間がかかります。長年培って来た習慣を、一日や二日で変えられるわけがありません。これも「ゆっくりゆっくり」です。

　朝食は抜かないように、夜8時以降は食べないように、そして、食べてすぐに寝ないように……最近注目されてきた時間栄養学という学問があります。人に備わった体内時計のリズムに注目し、食べる時間などについて有意義なヒントを与えてくれます。人は元々25時間周期で動いている動物で、1日を24時間としたのは人間社会の勝手です。そこで25時間を24時間周期に、毎日リセットしなくてはなりません。

　リセットは、朝日を浴び、朝食をとることで起こります。朝日はカーテン越しでもかまいません。朝食は起床後2時間以内に、小腸の時計遺伝子をリセットする糖質とタンパク質をしっかり摂るのがいいと時間栄養学は教えています。

　朝食を抜くと、このリセットが起こりません。そして人のからだは体内時計のリズムと食習慣が合わない場合、一定量のカロリーをためこむ仕組みになっています。その結果、朝食抜きだけで男性100kcal、女性80kcal、食べる時間が遅れると男性50kcal、女性40kcalが蓄積されてしまいます。時

間がずれただけで、1年で2kgの脂肪を溜め込んでしまうわけです。

　さらに、朝食から12時間以内に夕食をすませなくてはなりません。それも就寝の2〜3時間前にすませたほうがいいとなると、夕食は夜の8時前にすませ、それ以後の飲食は原則不可です。それは体内時計を動かしている時間遺伝子にBMAL1というのがあり、これが活発に動きだして、肝臓や筋肉で脂肪の燃焼を抑え、脂肪組織にどんどん脂肪を蓄積するのが、起床後14〜18時間後だからです。朝の7時に起きたとしたら、夜の9時から夜中の1時の間が、「合成」の方向に代謝が動いて、脂肪をもっともためやすい危険な時間帯です。この時間帯に摂ったアルコール、脂質、糖質はすべて脂肪として蓄積されます。

　逆に、午前中は「分解」の方向に代謝が動いています。脂肪を代謝する肝臓の活動がもっとも活発で、もっとも太りにく

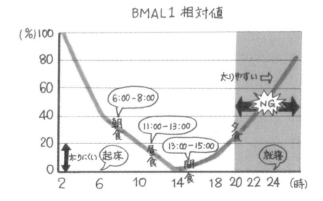

いのが午前中ですから、食事の配分も、朝と昼にウェイトをおき、夜を控えめにする４対３対３くらいが理想的な食事となります。

　また、野菜から食べること（ベジタブル・ファースト）、ゆっくり食べたほうがいいというのも、時間栄養学の大切な教えです。

e. 減量の方法４＝料理を習いましょう

　カロリーを少なくする調理法はいろいろあります。網焼き、ゆでる、蒸すなどが代表で、やってみると難しくありません。やり方はわかっているし、道具は台所にそろっています。

　料理を習うのはあなたのためです。本屋に並んでいる多く

コラム

朝食抜き＆夜食だと、なぜ太る？

1. 朝食抜きによる代謝活動の低下。
2. エネルギーを節約し、脂肪合成を促進する時計遺伝子が夜間に活性化し、脂肪をためる。
3. 朝食を抜くことで、昼食と夕食の摂取量がふえる。
4. 昼食や夕食後に血糖値が急上昇するため、インスリン分泌が高まり、脂肪が蓄えられる。

　この結果、朝食抜きは80〜100kcalの消費カロリーが節約され、深夜の食事は40〜50kcalの脂肪が蓄積されますから、１食抜いているのに、太ってしまうことになります。また、夜遅く食事を摂ると、翌朝の空腹感がなく、朝食を食べなくてもよくなります。朝食をしっかり食べるために、夜食を摂らないようにしましょう。

の「糖尿病の人のためのクッキングブック」に掲載されている献立は、そんなに技術が必要な料理ばかりでもないので、安心できます。ただし、買うものは素材中心にしてください。

　調理や料理や献立づくりに、役に立つのが「教育入院」です。それも10日から2週間の、ゆったりした日程の教育入院が奨められます。状態にあわせた献立が毎日でてくるだけでなく、レシピも教えてくれます。外泊という名の帰宅する日が設定されていて、そこで、献立作りの実地研修ができます。

　教育入院では、糖尿病と診断された患者がこの先、糖尿病とつきあっていくための知識を身につけてもらうことを目的としています。糖尿病はどんな病気で、放置すればどうなるのか、自分の状態はどの程度で、今後どういう治療が必要なのかを、入院して、医師、看護師、管理栄養士、薬剤師、臨床検査技師、理学療法士がチームを組み、それぞれの専門家の講義を中心に、食事療法、運動療法、クスリが必要な人には薬物療法の指導が行なわれます。

　一方、自分がどのような糖尿病で、合併症の発症を調べるための精密な検査もします。費用は健康保険が適用され、一般的には3割負担で1日1万円というところでしょう。金額によっては、高額療養費制度の適用も可能です。

　入院中の食事は、食品交換表が使われていて、献立、材料、数量、各食材の単位数が掲示されていますから、献立表に毎日書き写すことで、実際に食べた素材ごとの量の感じをつかむことができるようになっています。また、多くの教育入院

では途中、2日間の外泊が組み込まれていて、外泊中の食事は患者自身が献立をつくって料理をし、その内容をノートに記述することになっています。入院中に学んだことがどれだけ実際に身についているか、わかるという仕組みです。

入院中は自分に合ったカロリーや栄養の献立が、実際に供されるわけで、こんなすばらしい料理教室もありません。お勧めする所以です。

f. 減量の方法5＝できたら、もう一度マイナス3％を目指す。

マイナス3％の達成で、血糖値などの数字が改善されていれば、もちろんそれで結構です。あとは体重や新しい食習慣を維持すること。もう少しなら、ダイエットのコツもわかったはずなので、あと3％減に挑戦してください。最初のときより、かなり楽なはずです。

第5章
運動療法の大きな役割

からだを動かすことが、糖尿病の治療にどれほどいい影響を与えるのかは、よく知られています。

　筋肉を活動させますから、血中のブドウ糖がエネルギーとして消費され、しぜんと血糖値が下がります。これは「急性」のいい影響です。運動は膵臓から分泌されるインスリン以外で唯一の、血糖を下げることができる方法です。

　もっと大切なのが「慢性」の影響です。運動を続けていると、血液中のブドウ糖を細胞にとり込むタンパクがふえて、細胞でのインスリンの感受性がよくなり、働きが良くなります。つまり、インスリン抵抗性が改善されます。

　また、内臓脂肪がふえると、TNFαなどの悪玉ホルモンがふえて、インスリンの効きがわるくなりますが、運動して内臓脂肪が少なくなれば、TNFαなども減り、善玉のアディポネクチンがふえることで、インスリン抵抗性が改善することがわかっています。心臓や肺の機能を高め、精神的なストレスも解消できます。

　じっさい、毎日20分、2000歩程度の運動をしただけで、HbA1cが約0.7%低下したとか、2週間食事と運動療法を組み合わせて行なうと、筋肉でのインスリンの働きが約60%もよくなった、という報告もあります。

　さらに、厚生労働省の2013年の発表によると、毎日1時間程度の運動をしている2型糖尿病の患者は、しない患者にくらべて、「死亡リスク」や「脳卒中の発症リスク」がほぼ半減することがわかりました。国立がん研究センターでも、1日

の歩行時間が30分未満の人の「糖尿病の有病リスク」が、2時間以上歩く人より1.23倍高いという、歩行時間（運動）が糖尿病リスクに関連する調査結果を発表しています。

　しかし、運動そのものの消費カロリーはそれほど大きくありません。減量についてはあくまでも食事療法がメインですから、今日運動をしたから、その分食べる量をふやしてもいいことにはなりません。

　基礎代謝が運動でアップするという記述もありますが、それは若いうちの話で、基礎代謝が加齢によって低下するのは事実で、ある程度以上の年齢になると、基礎代謝を上げるというより、現状維持のために筋肉をへらさないようにするのが運動の目的です。運動不足だと、筋肉がへってしまい、サルコペニア*になってしまいます。そうなるとさらに基礎代謝がさがり、脂肪がつきやすいサルコペニア肥満になるという悪循環に陥ってしまいます。

　では、どんな運動をどのようにすればいいのでしょうか。食事療法とちがって、運動は、患者の状態によって、してはいけない時があるので、そのあたりの見極めることからお話ししましょう。

* **サルコペニア**……サルコは筋肉、ペニアは減ることで、蛋白摂取量や運動量の減少により、筋肉の合成量が低下して、筋肉が減る現象をいいます。

1. 始める前に主治医に相談

運動を始めるには、心電図、血液検査、尿検査などのヘルスチェックを受けた上で、どのような運動ならふさわしいのか、主治医から指示をもらってから始めてください。境界型の人でも、もはや「健康」ではありませんし、糖尿病なら、どの程度合併症が進行しているのかを、最初に診断してもらう必要があるからです。

神経障害が知らないうちに進行していたら、ウォーキング中の足指のケガに気づかないかもしれません。網膜症を起こ

コラム

運動をしてはいけないとき
- 糖尿病の血糖コントロールがわるく、ケトン体がでているとき
- 腎不全状態にあるとき
- 心筋梗塞などの虚血性心疾患や重症の心肺機能障害があるとき
- 骨や関節の病気があって、膝や脚が痛いとき
- かぜや急性の感染症にかかって、体調がすぐれないとき
- 増殖網膜症による眼底出血のおそれがあるとき
- 壊疽があるとき
- 神経障害の程度がひどいとき
- 血圧がいつもより高く、自覚症状もあるとき
- 脈がとぎれ、不規則になっているとき
- 極端に暑い日や寒い日

している人なら、急に運動をして血流量がふえると眼底出血を起こすかもしれません。そうでなくても、目の血管は血糖値の乱高下に弱く、高すぎればもちろんだめですが、運動で急に低くなっても負担がかかってしまいます。

2. 基本は有酸素運動、筋トレと「ちょこまか運動」

① ゆるゆるエクササイズ（NEAT）のすすめ

　運動も「ゆるゆるエクササイズ」をモットーにします。手を抜いてダラダラやるという意味ではありません。まなじりを決してやるというようなことは、なるべくしない。そうしなくても、ちゃんと意味のある運動ができるからです。

　運動の基本は、ウォーキングや水中歩行のような有酸素運動と、スクワットなどの筋トレ（レジスタンス・エクスサイズともいいます）の組み合わせです。

　有酸素運動は、酸素を取り入れ、糖や脂肪を燃やしながら行なう（＝減量効果のある）運動であり、筋トレは、筋肉に抵抗（レジスタンス）をかけることで、筋肉量を増やし、筋力をつけることが狙いの運動です。酸素を使わずに筋肉中のグリコーゲンをエネルギー源として使うので、筋肉を鍛え、筋肉を増やして基礎代謝量を維持し、エネルギーを消費しやすい体にする、どちらも理にかなった方法ですが、それに加えて私は「ちょこまか運動」を重視したいと思います。

家事など日常のいろいろな動作にメリハリをつけて行なう「ちょこまか運動」は、想像以上にエネルギー消費効果があります。

　METsで示しますと、皿洗い1.8、テーブルからかたづけての皿洗いは2.5、箒で掃除2.3〜3.8、床磨き2.0〜6.5、窓ふき3.2、掃除機をかける3.3などが、家事のメッツです。これに、時間(hour)と体重をかければ、その家事で使ったエネルギー量が出ます。

消費エネルギー量＝メッツ×時間(h)×体重(kg)

　体重60キロの男性が、掃除機を20分かけると、約60キロカロリー使ったことになります。運動での消費カロリーの目標は160〜240キロカロリーとされていますから、その4分の1を、朝の掃除機で稼いだ計算です。私たちの生活はこうした身体活動の組み合わせでできていますから、こうした意識で家事をやれば、また違った世界が広がってくるはずです。

　運動を暮しに取り入れるというのは、運動をイベントにしない、ということです。これまでの経験で、特別なこととして、運動やスポーツをやるという意識は、あとで手ひどいリバウンドとなって返ってきました。肩肘はらず、ごく自然に体を動かしてください。これが「ゆるゆるエクササイズ」の第一歩です。それに家事は性別に関係なく、暮しがスムーズにすすむために行なう作業です。そのためにも意識の切り替えは重

要です。

　ただし、運動療法に役立つ「ちょこまか運動」は、これまでにしていなかったことをすることが、エネルギー消費をふやすための原則です。朝の犬の散歩が45分だったのを60分にふやす、ずっとバスに乗っていたのを、ひとつ手前の停留所で降りて自宅まで歩くなどで、このようなことでも消費エネルギーはかなり稼げます。

●身体活動のメッツの一例

横になってテレビを見る 1.0　　座ってテレビを見る 1.3
座って会話をする 1.5　　立って読書をする 1.8
歩く 2.0〜4.3　　階段を上がる 4.0
階段を下りる 3.5　　荷物を上の階へ運ぶ 8.3

②有酸素運動〜ウォーキングと水中歩行

　運動療法でいちばん大切なことは「継続」です。そして、有酸素運動のメリットは、代謝系・動脈系の低下を防ぐことです。脂肪の燃焼を促して、肥満予防に役立ち、血管を柔らかくして、動脈硬化予防にも効果があります。さらに血圧を安定させ、心肺機能を高める効果も期待できます。

　この有酸素運動で奨められるのは、ウォーキングと水中歩行です。どちらのウォーキングも続けてやると、筋肉細胞が質的に変化し、細胞内へのブドウ糖の取り込みがふえます。

a. ウォーキング

　運動としてのウォーキングをするとき、いくつか条件がありますが、その条件にこだわる必要はありません。それまでより歩く時間を増やせば、NEATとしての効果があります。ウォーキングは、脚の筋肉、腰、背中などの大きな筋肉をバランスよく動かしますから、ストレッチよりずっと多くのエネルギーを消費できる全身運動なのです。

　条件のひとつは歩く時刻です。食後高血糖のグルコース・スパイクという血糖値の大きな波が、血管壁を攻撃し傷つけます。血糖値は食事が始まったときから上がり始まりますから、食後すぐ歩き出してもかまいません。

　また、20分以上歩かないと効果がないといわれますが、ウォーキングで燃焼するのはブドウ糖と脂肪で、歩き始めると、まずブドウ糖が燃え始め、15〜20分までは、脂肪よりもブドウ糖の燃える比率が高いのです。脂肪が効率よく燃えだすには20分以上歩く必要があることから、20分歩かないと意味がない、といわれるのですが、実際は運動をはじめてすぐ血液中のブドウ糖は燃え始め、血糖値の上昇を抑えることがわかっていますから、正確には「食後1時間以内、10分以上のウォーキング」です。

　そして徐々に歩行時間を30分までふやします。一度に30分でも、何度かに分けて合計30分でも、10分以上歩く限り、効果は変わりません。

　食後のウォーキングを3食、きちんと守る必要もありませ

ん。朝が一番いいといわれますが、夕食後でもかまいません。ウォーキング運動を始めると、一日も休んではいけないと自分を追い込みがちですが、そこは割り切って、天候の悪いときや体調が悪いときは、きっぱりやめてください。大切なのは「無理なく続けること」です。

　ただし、間違っても、空腹のときに歩かないこと。低血糖を起こす恐れがあります。経口の血糖降下薬やインスリン注射をしている人はもちろん、そうでない人もいつもスティックシュガーやブドウ糖を持ち歩いてください。

　条件の２つめは、歩く速度です。多少息は上がるけれど、会話はできる程度の早足が奨められます。視線は遠くにやって、あごを引き、胸を張って、肩の力を抜きます。腕を大きく前後に振って、背筋を伸ばし、多少歩幅を広く大股で歩き、踵から着地するようにします。腕を大きく振るか振らないかで、20％も消費カロリーが違ってくるという報告もあります。

　３つめは歩数計をもつことです。歩数計を持ち歩くだけで、持っていない人より、１日の歩数が平均で2,491歩も多くなったという報告もある程です。最近では、歩いているのが早足かどうかを判断してくれる「活動量計」なるものも発売されています。

　その他、ウォーキングシューズで歩くことも大事です。無理な目標はたてず、少しずつ、ゆっくり歩数を増やしていくことを心がけてください。

b. 水中ウォーキング

　プールで歩くと、水に抵抗力があるため、カロリー消費量は陸上の2倍になります。しかも、浮力で、体重は70％以上、膝までなら30％、腰までなら50％も軽くなります。だから、足や膝、腰への負荷が軽くなるだけでなく、陸上にいるよりも約30％も早く体が冷えるため、体温を一定に保とうとする働きも活発になって、エネルギーの消費量も、その分ふえるのです。さらに、水中歩行中は、足に常に水圧がかかっていて筋肉トレーニングになり、肌も水圧を感じて、ホルモン分泌が良くなるといわれています。

　これが、水中ウォーキングが腰や膝の弱い人、ふだん運動をしない人、体が比較的弱い人、女性に向いているといわれる所以です。逆に、目や鼻、耳に病気のある人や、激しい腰痛がある人、感染症にかかっている人、いわゆる冷え性の方にも向いていません。

　水中ウォーキングの姿勢にはポイントがあります。あごを引いて胸を張ること。反らない程度に背筋をピンと伸ばすこと。腹筋を意識して引き締めること。視線をぶらさず、まっすぐ前を見ることの4つです。

　水の中では、頭のてっぺんが真上に引っ張られている感覚で、胸を張ってピンと立ち、腹を引き締めながら、骨盤を前へ押し出すように歩くこと。そして、踵から着地して、つま先に体重を移動して蹴り上げます。腰に負担がかからないように上体をやや前傾して、腕は水をかくようにしてください。

回数は週2回から効果が出るといわれています。逆に、毎日とは考えないこと。水中歩行は、からだにかなりの負荷がかかっています。そして、始める前にはストレッチを必ずやり、最初は20分の水中ウォーキングから始めて、徐々に30～40分までのばします。ゆっくり、徐々にが合言葉です。

③レジスタンス・エクササイズ（筋トレ）

　筋肉という器官は、からだの中で、ブドウ糖を消費してエネルギーを製造しているもっとも大きな工場です。20代では体重の40％くらい占めますが、加齢とともに減り、70代になると半分くらいになってしまいます。

　ブドウ糖をとり込む先が減るのですから、その分とり込まれなかったブドウ糖が血液中にあふれ、糖尿病や予備群がふえるのも、よくわかります。筋肉を今より減らさないこと、現状維持が大切で、その手段の一つが「筋トレ」です。

　筋肉隆々などは考えません。考えるのはブドウ糖とり込み工場のとり込み量を、少しでもふやせないかということ。筋肉量が減り、基礎代謝が少なくなることは、痩せにくい体質になることで、できれば避けたいところです。

　それだけでなく、適度な筋トレは、運動機能や体力の低下を防ぐことにつながり、疲れやすさやだるさ、腰や膝の痛み、冷え性など、多くのトラブルを防ぐのにも役立ちます。

　筋トレは有酸素運動と一緒に行なうのが原則で、最近、認知症予防にも役立つのではないかともいわれています。から

だを動かすたび、筋肉から「イリシン」という物質が分泌されます。これは血液を通って脳内に入り、BDNF（脳由来神経栄養因子）という物質の分泌を促します。つまり、筋肉を今よりたくさん動かせば、イリシンの量がふえて、神経に多くの栄養を与え、脳の機能を高め、認知症発症を予防してくれるのではないか、というわけです。

また、体重に対する筋肉の比重が10％増加するごとに、インスリン抵抗性の指標であるHOMA-Rが14％、境界型の発症リスクが23％低下するという報告もあります。別の報告では、筋トレを全くしていない人に比べて、スクワットなど筋トレを週1〜59分行なうと、糖尿病発症リスクが12％、週60〜149分で25％、週150分以上では34％減になり、筋トレと有酸素運動を併用して週150分以上行なった場合には、59％も減少していました。これは、筋トレに糖尿病の予防効果があることを証明した初めての成果です。

自宅でできる筋トレをご紹介します。疲れない程度に、1日やったら1日休むくらいのペースがお奨めです。

a. スクワット（屈伸運動）

両足を肩幅くらいに開いて立ち、両手を水平に伸ばします。両膝をゆっくり曲げ、その姿勢を1秒程度保ったら、両膝をゆっくり伸ばします。その間、両手は水平を保って、前かがみにならないようにします。

膝を深く曲げるほど、負荷が増しますが、無理に深く曲げようと思わないこと。回数も最初は20回くらいから、少し

ずつ回数をふやすようにします。目標は50〜100回です。

膝の曲げ伸ばしは呼吸をしながら、ゆっくり行なってください。早くすると弾みがついて、その分、負荷が減るだけでなく、転倒の危険もあります。

b. 足上げ運動

力を抜いて立った姿勢から、片足ずつ交互に、ゆっくり膝を上げ下ろしします。膝をあげるときに息を吐くこと。

膝が直角になるまで上げるのが理想です。ただし、腰に負担がかかりますので、腰痛のある人は軽く上げる程度にし、足許が不安な人は壁や机に手を添えて行ないます。当初は20回くらい、慣れて来たら50〜100回を目標に。

c. 段踏み運動

1段だけの段差を上り下りするだけですが、筋トレに有酸素運動を加味した運動になります。市販の「ステップ」でも、雑誌や新聞を束ねて15cmほどの高さで、ずれないようにガムテープでガチガチに巻いたものでもできます。靴下はすべらないものを。

1、2、3、4と調子をとりながら、ゆっくり段差を上り下りします。右足から上がったら、右足から後ろ向きに降ります。転倒しないように壁や手すりを使ってください。

のぼり下りを1回とし、最初は50〜70回くらい、慣れたら、3〜5分の音楽に合わせ、軽く息がはずむくらいまで続けてください。

d. 四つん這い腕立て伏せ

　腕立て伏せが苦手な方でもやりやすい筋トレです。四つん這いになって、息を吐きながらゆっくり両腕を曲げて、腕立て伏せをします。

　体重を前にかければかけるほど、腕への負荷が大きくなります、最初は無理をせず、尻のほうに体重をのせ、腕だけを曲げるようにして、コツをつかんでください。

第6章
糖尿病という病気

1. まず、最初にいくところは？

　定期検診で、血糖値やHbA1cの数値が高く、要精密検査となっていたら、検査結果を持って、早めに内科医院やクリニックに行かねばなりません。

　糖尿病専門病院とか、代謝内科、内分泌内科、または糖尿病内科の看板を掲げているところが近くにない時は、自宅近くの内科医院で大丈夫です。

　調査統計にもよりますが、国内の糖尿病患者数は316～720万人といわれているのに、糖尿病専門医は現在、全国に4,760人しかいません。そこに初診で、糖尿病かどうかもわからない患者が集中するのは、いかがなものでしょうか。もちろん、境界型とか糖尿病と診断されれば、紹介状を書いてもらって、専門医にかかることになり、そこで、おなじ検査をまた受けることになりますが、それでも無駄になるわけではありません。専門医と違い内科医院では、相談にも充分に時間をとってくれることでしょう。

　では、その内科医院でこれからもいいのかといえば、それも違います。どの病気でも「専門医」というライセンスは飾りではありません。とくに糖尿病は、病気のタイプや程度、ライフスタイルで、患者一人一人がそれぞれちがう背景から発症している病気です。なにをどう改善していけばいいかの治療方針や助言は、数多くの患者を診療した豊富な経験なくし

第6章 糖尿病という病気

て語れるものではありません。日進月歩でふえているクスリはもちろん、引き起こされるさまざまな合併症の治療についても、詳しいのはやはり糖尿病専門医ですから、節目節目での診察や相談は必須です。

ふだんの検査や相談などは、かかりつけの内科医院にお願いし、定期的な診察を糖尿病専門医から受けるというのがいいでしょう。いま、総合病院や大学病院には、インスリン治療中や合併症が進んだ、治療に難渋している患者が集中しています。そこだけに頼るのは、診断直後の患者にとってあまりのぞましいものではないと考えます。

診断が確定し、食事療法や運動療法、そして薬物療法など一通りの治療方針が決まったら、「糖尿病連携手帳＊」に、専門医は今後の治療スケジュールを、かかりつけ医は日ごろの検査結果などを書いて、情報を共有するようにします。そして、月一回はかかりつけ医に通い、半年ごとに専門医に合併症やクスリの効果をチェックしてもらう、その間に体調の変

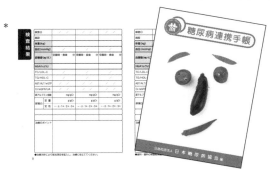

● 入手希望者は日本糖尿病協会（03-3514-1721）に問い合せて下さい。

化や、血糖値の急上昇には、すぐにかかりつけ医から専門医へ連絡してもらうのです。地域連携は厚労省が描いたプランではなく、患者が上手に使っていかなくてはならない、これからの診療のあり方です。

　糖尿病の患者にとって、医師とのつきあいは一生続きます。糖尿病や境界型になったということは、血糖が上がりやすい体質があるということです。治療を中断したり、生活習慣が乱れれば、また悪化します。そのときに親身になって相談に乗ってくれるのが、かかりつけ医や専門医であり、医師は患者のかけがえのないパートナーなのです。

　糖尿病治療でよくいわれるのが、「最初が肝心」という言葉です。専門医による最初の治療や生活指導が、その後の一生を決定するといっても過言ではないからです。

　境界型の人に「まだ大丈夫」という専門医はいません。数値が少しオーバーしただけで、症状がなくても、もう正常ではなく、心筋梗塞や脳梗塞を起こすリスクが高くなっています。そのことをはっきり自覚して、ライフスタイルを変えていかなくてはならないからです。

　健康診断で血糖値が引っかかったら、まず近所の内科医院で糖尿病か否かの診察を受けましょう。それが最初のステップです。

2. 糖尿病は「検査の病気」

　糖尿病を診断する初診の内容は、問診、身体計測、聴診や触診による全身のチェック、血糖やヘモグロビン (Hb) A1c などの血液検査と尿検査（尿糖、尿ケトン体、尿中アルブミン）が主なものです。絶食での血糖測定をするところもあり、健診のときの数字や今の症状を聞かれることもあります。

　健診のときの血糖値は、絶食をはさんで行なった「空腹時血糖値」です。要精検となったのは、その値が110mg/dl 以上だったからで、もう一度、血糖値と HbA1c を測り、同時に測定値が糖尿病型なら即、糖尿病と診断されます。

　現在の診断では、再現性の低いブドウ糖負荷試験を行なわない方向で進んでいます。ブドウ糖負荷試験をするのは、血糖値や HbA1c で、はっきり糖尿病と診断がつかない、クロに近いグレーの場合です。糖尿病の疑いが否定できないのに、空腹時血糖値が110～125mg/dl、随時血糖値140 - 199mg/dl、HbA1c が6.0～6.4% の人や、境界型で血圧が高く、脂質異常症や肥満という動脈硬化のリスクが高いのに、空腹時血糖値が100～109mg/dl か、HbA1c が5.6 - 5.9% の人、

	空腹時血糖値	ブドウ糖負荷後2時間値	随時血糖値	HbA1c 値
糖尿病型	126mg/dl 以上	200mg/dl 以上	200mg/dl 以上	6.5% 以上
境界型	110～125mg/dl	140～199mg/dl		6.0～6.4%
正常型	110mg/dl 未満	140mg/dl 未満		

糖尿病の家族歴がある人などです。

　ガイドラインでは、空腹時血糖値や随時血糖値、ブドウ糖負荷試験の2時間値、HbA1cの値で、糖尿病が強く疑われる糖尿病型、境界型、正常型を診断することになっています。

　なぜこのように、判定基準が複雑なのでしょうか。
理由は、初期の糖尿病は症状のないことがほとんどで、初期症状から見分けることが難しいからです。

　二つめは、血糖の性格にあります。血糖値は一日のなかで

コラム

糖尿病専門医はどう探す？

　頼るのは「日本糖尿病学会」(http://www.jds.or.jp)のホームページ掲載の糖尿病専門医のリストです。専門医認定制度→専門医・認定教育施設の検索→専門医の検索で、エリア別の専門医リストがみられます。

　クリニックを開業する専門医もふえ、そこでは「糖尿病内科」という看板（標榜科）を掲げています。ただ、糖尿病内科の医師がすべて糖尿病専門医ではなく、一つの目安という位置付けです。

　患者会から病院を紹介してもらう方法もあります。糖尿病治療に力を入れている施設の多くは、患者会を組織して、治療や生活指導に力を入れています。そのような患者会のある医療機関は「日本糖尿病協会」(http://www.nittokyo.or.jp)のホームページでわかります。ここでは、専門医ではないが、日常多くの糖尿病患者を診察、治療している医師を「かかりつけ医」として、認定しています。このホームページには、日本糖尿病協会糖尿病療養指導医のリストも掲載されています。

　ほかに、糖尿病ネットワーク(http://www.dm-net.co.jp/byoin/)もあります。

も、食事で常に上り下がりしていて、1回の検査では、いつも高いかどうかがわかりません。HbA1cでは、およそ2か月間の平均血糖値が推測できますが、貧血だったり、腎臓の働きが悪くなっていたり、使っているクスリの影響があると、正確な数値が出ません。だから、複数の情報をもとに確実な診断ができるようになっているのです。

　確実な診断をしたいさらなる理由は、隠れている糖尿病を見逃したくないからです。糖尿病のまま経過すると、さまざまな合併症や動脈硬化疾患が起こってきます。しかも、食事や運動やクスリで治療しないかぎり、血糖値がしぜんに正常に戻ることなど、期待できない病気です。糖尿病や境界型を早く発見し、治療を始めることが、失明などを防いで、命を守るためにきわめて重要になるのです。

　診断に際しては、いくつもの検査を慎重に行なって糖尿病という診断をするだけでなく、これから糖尿病になりやすいかどうかを見分けることが、同時に重要なのです。だからこそ、糖尿病と診断された人も、疑われた人もすべて、合併症（眼、腎臓、神経へのダメージ）がないかを、眼底検査や心電図、X線検査、動脈硬化検査で確認するのです。

　検査で異常値が一度はでたものの、再検査で糖尿病と診断されなかった人も、その後、糖尿病になる恐れがありますから、3〜6か月後の再チェックをよびかける一方で、正常値より高い検査値をだした人には「境界型」と診断し、糖尿病予備群として考える、ということになっています。

境界型の特徴は「もう健康ではない」という言葉が、なにより明瞭に表現しています。境界型から年間4〜6％が本物の糖尿病に移行していますし、ふつうの人よりも動脈硬化に進む可能性が高いのです。最近では、さらにきびしく、空腹時血糖値が100〜109mg/dlであれば、要注意という考えが多数を占めるようになってきました。健診数値が該当する人は、一度専門医の診察を受けて自分にふさわしい食事や運動のレシピなどを教えてもらったほうがいいでしょう。
　糖尿病が「検査の病気」といわれるのは、治療のために血糖値や合併症の有無を調べる数々の検査が、折りにふれて必要だからです。かかりつけ医や専門医のところで、定期的検査を受け、血糖のコントロール状態をチェックしてください。

　糖尿病と診断されるには、血液検査で血糖値とHbA1cを調べ、2つとも糖尿病型（空腹時血糖値126mg/dl以上、ブドウ糖負荷後2時間値と随時血糖値200mg/dl以上、HbA1cが6.5％以上）ならば「糖尿病」と診断されます。血糖値だけ糖尿病型だったら、口が渇く、多飲・多尿、体重減少などの糖尿病の典型的症状があり、はっきりした合併症の網膜症があれば「糖尿病」です。それらがなければ1か月以内に再検査をし、そのとき2つとも、あるいはどちらか1つが糖尿病型なら「糖尿病」と診断されます。また、HbA1Cだけ糖尿病型なら、おなじように1か月以内に再検査をし、2つとも、または血糖値だけ糖尿病型なら「糖尿病」と診断されます。

その他には、どのような検査があるかというと、

①グリコアルブミン検査

　血液中のタンパク質の主成分であるアルブミンが、どのくらいの割合でブドウ糖と結合しているかを調べる検査です。HbA1cより2～3週間の比較的短期間の血糖の変化がわかりますから、低血糖と高血糖を繰り返している人のコントロールの目安にします。薬物療法を始めるときに、そのクスリの効き具合を確かめるときも役に立ちます。また、HbA1cの誤差を生じやすい妊娠中や血液透析をしている患者は、このグリコアルブミンを目安に血糖をコントロールします。

②1.5-AG検査

　1.5-アンヒドログルシトール検査といいます。健康ならほぼ一定の値で、尿糖の排泄に影響されて減少しますから、血糖コントロール検査の中で唯一、数値の高いほうがいい検査です。血糖コントロールに対して、グリコアルブミンよりもさらに敏感に反応しますが、血糖値のように食事や運動に影響されない、過去数日間の指標となります。ただし、尿糖の排泄とともに減少するので、尿糖をふやして血糖値を下げるSGLT2阻害薬をのんでいる人には使えません。

③ケトン体検査

　ケトン体はインスリンの作用不足でブドウ糖がエネルギー

源として使えないとき、かわりに脂肪分を使った結果、生まれる物質です。尿中のケトン体は試験紙で簡単に調べられますが、正確に調べるときには血中ケトン体を測ります。

④ 膵臓の働きを調べる検査

　採血して測る血中インスリンや血中C-ペプチド濃度検査や、24時間分の尿からインスリン分泌量を調べる尿中C-ペプチド検査があります。

⑤ 合併症の検査

　3大合併症の検査として眼底検査、尿中アルブミン測定、腱反射テストなどがありますし、動脈硬化など血管系の障害の程度を調べる血圧やコレステロール、中性脂肪、心電図、脈波検査などがあります。

3. 日本人は糖尿病になりやすい？

　たぶん、そうなのです。昔から、日本の糖尿病患者は「やせ」が多く、それはインスリンを分泌する能力が、欧米人の半分ほどしかないからだといわれていました。

　インスリンは筋肉中にブドウ糖を送り込んで、ブドウ糖の処理をする「太らせる」ホルモンですから、どんどんインスリンが出る欧米人は、どんどんブドウ糖を脂肪に変え、脂肪組織に溜め込んでどんどん太り、多くの場合、BMI30をはる

かに超える高度肥満になって、糖尿病が発症します。

　アジア系はそうではありません。インスリン分泌が追いつかず、高度肥満になる手前、BMI25前後で、血中のブドウ糖が筋肉で処理できなくなって糖尿病になってしまいます。

　アメリカ糖尿病学会は、そのガイドラインのなかで、アジア系は低BMIで2型糖尿病を発症することから、BMI23以上になったら検査を受けるように呼びかけています。BMI23という数字は、日本人ではほぼ「標準」ですが、この数値でも、白人種やラテン民族よりも腹に脂肪がつきやすく、内臓脂肪型肥満（メタボ）や糖尿病になりやすいのです。

　そこで注目されているのが「倹約遺伝子」です。「肥満遺伝子」とよばれることもありますが、おなじものです。

　よく例にひかれるのが、ネイティブ・アメリカンのピマ族の話です。西部開拓後、居留地に押込められた彼らは、それまでの農業中心の生活から、仕方なく観光業などをしながら、政府の食料援助を受けて暮らすようになったのです。運動不足、高カロリー食、そしてアルコール……その結果、彼らの90％が肥満で、50％が糖尿病となってしまいました。

　日本人は、ピマ族と遺伝的に似ています。遺伝子を調べると、$\beta 3$アドレナリン受容体に変異のある割合が、ピマ族約50％、日本人約35％なのに、白人には約10％しかありません。この変異したβアドレナリン受容体が「倹約遺伝子」の一つです。

　この受容体に変異があると、脂肪の燃焼がスムーズに行な

われず、一日あたり200キロカロリーも、基礎代謝が少なくてすむのです。おなじカロリーをとっていたら、毎日200キロカロリーもオーバーなわけで、感覚として「水を飲んでも太る」と感じても仕方がありません。ほかにも、熱を作り出す褐色脂肪細胞の働きを不活発にして、一日100キロカロリーを節約する脱共役タンパク質1遺伝子（UCP‐1）など、倹約遺伝子はたくさん見つかっています。

　こんな倹約遺伝子を多くもっているため、日本人は太りやすく、しかも、インスリンを分泌する能力が低いから、ブドウ糖が処理しきれず、糖尿病にもなりやすいのです。

　ただ、遺伝子が絡んでいるからといって、避けられない運命として決まっているわけでもありません。ピマ族には、メキシコに移住した一団があって、彼らは農業中心の暮しを変えることはありませんでした。その結果、全く同じ遺伝子背景をもっているにもかかわらず、肥満の割合も、糖尿病の疾病率もずっと少ないままだった……つまりは、飽食と運動不足が、遺伝的背景よりも糖尿病の原因としてずっと大きいのだという、実例になったのです。

4. 2型のような1型糖尿病もあります

　おなじ名称の糖尿病でも、1型と2型はまったく別の病気です。2型には遺伝的な背景である体質と、食生活や運動不足などの生活習慣が大きく影響しますが、1型は自己免疫反

応やウイルス感染がきっかけで、インスリンをだす膵臓のβ細胞が破壊され、インスリンが分泌されなくなった病気です。

若い世代に多い1型糖尿病は、進行の経過で3つのタイプに分けられています。

ひとつは、発症後、数日でβ細胞が破壊されてインスリンが出なくなるタイプで「劇症1型糖尿病」といい、急激に高血糖になりますから、すぐにインスリン治療が必要です。

2つめが、これまで一般に1型糖尿病と呼ばれていたもので、口が渇いたり、尿が多くなったり、体重が減るなどの糖尿病症状が現われてから3か月以内にインスリンが必要となるタイプで、今は「急性発症1型糖尿病」と呼ばれるようになりました。

この二つのタイプは、発症後、著しい高血糖になり、血液が酸性に傾くケトアシドーシス*の状態になるのが特徴です。

3つめが「緩徐進行1型糖尿病」(SPIDDM)です。緩徐とあるように、すぐにインスリン治療が必要になるわけではありません。最初は2型糖尿病のように、食事や内服の血糖降下薬で治療ができます。それでも徐々にβ細胞の機能が低下し、発症から数年以上たってからインスリン治療が必要になる、そんな糖尿病です。30～40歳以上の中高年で発症することが多く、2型糖尿病と診断されて治療が行なわれている例が少なくありません。

これは危険です。なにより、この緩徐進行1型糖尿病と診断されたら、早急にインスリン治療を始めることが必要で、

そうすれば、インスリンを分泌する膵臓のβ細胞の分泌能力が長期にわたって維持されて、安定した血糖コントロールが得られ、合併症の予防や進行防止につながることがわかっているからです。逆に2型と思われて、β細胞を叱咤激励するSU薬やグリニド系のようなクスリが使われると、β細胞の寿命が短くなり、さらに合併症が短期間に現われてしまいます。

　大切なのは、正確な鑑別です。発症の年齢も肥満具合やHbA1cの数値も、2型糖尿病ととくに違いはありません。ただ、膵臓の細胞に対する炎症反応や、自己抗体(抗GAD抗体、グルタミン酸脱炭酸酵素)を調べると、その数値(10U/ml以上)で1型ではないかという見当がつきます。この試験は通常で行なわれるものではありませんので、その辺りの注意が医師にも患者にも必要です。

* ケトアシドーシス(とケトーシス)

　共通する「ケト」とはケトン体のこと。ケトーシスとは、血液中にケトン体が正常範囲とされる数値を超えている状態です。栄養分が体に入ってこなくなると、自分の身体に蓄えられた栄養分をエネルギーとして消費し始めます。最初はグリコーゲンという糖質で、一日もたたないうちに枯渇します。次に筋肉などに蓄えたタンパク質を分解して糖質の原料とします(糖新生)。そしてその糖新生に必要なエネルギー源とするために体脂肪を分解すると、ケトン体が体内で増え、血中濃度が上昇した状態になり、これがケトーシスです。

　ケトアシドーシスとは、血液中にケトン体が増えて、血液が酸性になった状態、すなわち「コントロール不能になったケトーシス」で、これはかなり危険です。進行すると意識障害を起こし、死に至る危険性が高くなります。

　腎臓では血液をろ過して尿を作るのですが、通常では尿中の糖を再吸収し

て回収します。ところが血糖値が高いと再吸収できなくなり、尿にたくさんの糖が含まれます。これだと尿の浸透圧が高いために、水分も尿に引っ張られ（浸透圧利尿）脱水状態になり、血糖値もケトン値も上がり、血液の適正なpHの維持が不可能になります。すでにケトーシス状態にあると、ケトン体による影響で血液は急速に酸性に傾き、ケトアシドーシスが発生します。

これが急激に起こるのが、いわゆる「ソフトドリンク症候群」です。また、今話題のケトン体ダイエットは、一昔前の低炭水化物のアトキンス・ダイエットの焼き直しにすぎません。

5. こどもの糖尿病

一昔前、こどもの糖尿病といえば、1型糖尿病のことでしたが、90年代から肥満が根底にある2型糖尿病がふえ、中学生になると、2型の発症率が多くなっています。

こどもの場合でも、1型と2型はまったく違う病気ですが、どちらも多くの場合、夜中にトイレに起きたり、おねしょをしたりします。また、水をごくごくのんだり、体重がどんどん減って来たり、疲れやすくなって学校から帰って来ると、すぐごろっと横になります。こういうことがもし起こったら、すぐかかりつけ医に相談してください。

2型糖尿病のこどもにも、いろいろ問題があります。ふつうは学校の検尿でわかりますが、症状もなく、治療は食事療法と運動療法なので、結局は病院に来なくなり、そのまま放っておくと、25〜30歳くらいになってから、急に眼が見えなくなり、透析が必要になって、心筋梗塞を起こす、という非常に重篤な状態になって、病院へ戻って来る、このような例

が非常に多いのです。

　ときには兆候があることもあり、そのいちばん激しいものが「ソフトドリンク症候群」です。多尿、多飲になって、いつも２リットル入りの清涼飲料水を手元から離さず、日に何本も飲んでしまう。その子が思春期以後、糖尿病状態になると、さらにおしっこが近くなります。そこでお茶か水でも飲めばまだいいのに、糖を大量に含んだ清涼飲料水を飲んでしまうと、血糖が1000ミリ以上にもなって、昏睡を起こし、救急車で緊急搬送されることになってしまうのです。

　２型糖尿病のこどもの治療は、食事療法と運動療法ですが、病院に来なくなった事例を調べてみると、食事療法と運動療法だけで、クスリを使わないグループに圧倒的に多いことが明らかになりました。そのため、患者に来院を習慣づけるよう、肥満の糖尿病に効果のあるビグアナイド系のクスリなどを、少量出し続けることも試みられています。

　カロリーについては、成長期のこどもにあまりきびしい食事制限をすると、成長や発育が止まりますから、身長の伸びにしたがって、肥満が改善されるような食事指導を行ないます。女の子なら生理が始まる小学校の６年か中学１年になったら、成長の頭打ちになるので、ある程度の制限がいわれることになります。

　実際は、それまでの高カロリーでバランスの悪い食事を、年齢相当のカロリーにするだけなのですが、かなり抵抗をするこどもも少なくありません。こどもだけでカロリー制限が

できるわけはありませんから、親の理解と協力が不可欠です。

　運動については、２型糖尿病のこどもは運動をしたがらないことが多く、指導には頭を痛めています。しかし、テレビの前に座り込んで、ファストフードと清涼飲料水をがぶ飲みする生活からは、どうか脱却してしてください。いいことはなに一つありません。

　大切なことは、自分がかかっている糖尿病という病気の真実の姿を知ること、治療しなかったときの合併症の恐怖を知ること、そしてこの病気を治さなければいけないという緊張感や動機付けをもつことです。

　そのため、小児糖尿病の専門医たちは、「最近、病院に来てないけど、どうしてる？」「元気にやってるかい？」と電話をかけることもします。放置しておくと、どうなるかがわかっていますから、医師のほうから積極的なアプローチをするのです。

6. 妊娠糖尿病

　妊娠が産婦人科で確認されたあと、毎回の健診以外で、やっておかなくてはいけない検査があります。空腹時に測る血糖測定で、妊娠糖尿病を調べるための検査です。

　妊娠糖尿病は、糖尿病の女性が妊娠したわけではなく、妊娠の影響で、糖の代謝がおかしくなって発症したもので、糖尿病にはなっていない、軽度の状態を指します。糖代謝異常

が重度の場合は「妊娠中に診断された明らかな糖尿病」として別扱いされ、糖尿病の女性が妊娠したときには「糖尿病合併妊娠」と呼んで、明確に区別します。

妊娠糖尿病の発症率は約12%もあって、けっして少ない割合ではありません。妊娠中期になって診断されることもあり、血糖値は定期的に調べる必要があります。

これまで糖尿病とは縁がなかった女性でも、妊娠糖尿病になる恐れがあります。軽度ですから、出産後、元通りになることも多いのですが、なかにはその後、本物の糖尿病を発症する人もいますので、あまり軽く見ないほうがいいでしょう。

① 原因や症状

妊娠糖尿病の原因は、胎児がブドウ糖を栄養として成長していくようにと母体が変化したことです。それまではインスリンが働いてからだにとりこんで、エネルギーとなっていたブドウ糖が、妊娠したとたん、インスリンを抑えるホルモンが胎盤から分泌され、とりこまれなくなったブドウ糖が胎盤を通じて胎児へと流れて栄養となるのです。

妊娠糖尿病に目立った自覚症状はありません。のどが乾きやすくなり、トイレが近くなりもしますが、妊娠の経過による症状と区別がつきません。しかし放置しておくと、母体や胎児にわるい影響を与えます。

母体には、妊娠高血圧症候群や流産、早産を起こしやすくなり、胎児には、発育不全や機能不全、先天的な奇形や高ビ

リルビン血症などが出ることもあります。胎児が大きくなりすぎて難産になったり、出産後に新生児低血糖を起こすこともあります。だから、妊娠がわかったら必ず血糖値を調べ、早期に発見、治療することが、なにより大切です。

② 検査、診断

妊娠初期に血糖値を測ります。それが100mg/dl以上な要注意、すぐ75gブドウ糖負荷試験を受けます。これで、空腹時血糖値92mg/dl以上、1時間値180mg/dl以上、2時間値153mg/dl以上のうち一つでも該当したら「妊娠糖尿病」、大きく数値を超えていたら「妊娠時に診断された明らかな糖尿病」と診断されます。

妊娠の中期や後期になると、インスリンの働きがさらに弱まりますから、初期に血糖値が正常だった人も安心できません。

③ 治療

診断がついたら、すぐ血糖値をきびしく管理する食事療法と運動療法を始めます。食事では、ごはんやパンなどの炭水化物を減らしたバランスのいい内容にするとともに、一日の摂取カロリーを守り、清涼飲料水の飲み過ぎ、果物の食べ過ぎは控えます。

運動は無理のない範囲で行なうことが前提です。転倒などしないように充分に注意をして、食後に30分程度のウォー

キングがいいでしょう。マタニティヨガ、マタニティビクス、マタニティスイミング（水中歩行）もかまいません。

　食事と運動で改善できないときには、血糖値をコントロールするため、インスリン注射が奨められます。内服薬は使いません。ほとんどは通院で大丈夫ですが、負荷試験で数値が高すぎた人には、１週間程度の管理入院が必要になることもあります。

　そして出産後、血糖値が正常範囲に戻っていることを、負荷試験で確認してください。また、母乳にすると、お母さんも赤ちゃんも、将来、糖尿病になる頻度が減ることが知られています。母乳栄養はお奨めです。

　ある研究では、妊娠糖尿病を起こした人は、そうでない人の７倍以上も糖尿病になりやすいといわれています。生活習慣に気をつけて、出産後も定期的に検査をうけてください。

7. 家族の支え

　家族全員が、あなたの病気のことを知っておかなくてはならないわけがあります。一つは「低血糖」と、その対処の方法です。

　インスリン注射はもちろん、経口の血糖降下薬をのんでいても、たまたまの過度の食事や激しい運動、あるいは下痢などできちんと食事がとれなかったことが原因で、低血糖になってしまうことがあります。

妊娠糖尿病になりやすい人

1. 家族や親族に糖尿病の患者がいる
2. 肥満している
3. 妊娠中に体重が急増した
4. 35歳以上の高齢妊娠
5. 巨大児を出産した経験がある
6. 尿糖が頻繁に陽性になっていた
7. 妊娠高血圧症候群（昔の妊娠中毒症）

糖尿病合併妊娠

　血糖のコントロールさえよければ、糖尿病の女性の妊娠・出産は問題ありません。ただ、コントロールが悪いまま妊娠すると、合併症が進行して網膜症や腎症が悪化し、中毒症が非常に重症化して、母体の命が危うくなることもありますから、コントロールのわるいときには妊娠しないように計画妊娠が奨められます。網膜症があるなら、レーザー治療で安定させてからにすればいいでしょう。

　2型では自覚症状がないので、糖尿病と知らずに妊娠してしまうことがあります。それは注意してください。

　また、妊娠中の血糖コントロールには内服薬は使いません。胎児にも移行して、膵臓に影響を与えるからです。しっかり血糖をコントロールするには、どのような状況にも対応できるインスリン注射がいいのです。

冷や汗や吐き気、めまいなどの、あなたが感じている自覚症状は、まわりでもわかります。食事の直前ならすぐ食卓について、最初にごはんなど、糖質を食べるように促してください。食事の時間でなかったら、医師からもらっているブドウ糖などをのませたり、スティックシュガーをなめさせたり、白湯に溶かしてのませてください。

　患者によって低血糖になると現われる症状は、決まっていることが多いので、家族も（できれば勤め先でも、だれか一人は）対処法までよく知っていると、患者にとっては大いに安心なのです。

　もう一つは、「うつ」への対策です。糖尿病は、治療のためにそれまでの生活パターンを変えなくてはならない疾患です。それが一生つづくばかりか、合併症への不安もあり、これほど大きなストレスもそうありません。また今でも、糖尿病に対するまわりの理解は進んでいるとはいえず、そういうことも相まって、糖尿病患者にうつの出現率が高いのです。

　最近では、逆にうつの患者も糖尿病になりやすいというデータも紹介されました。糖尿病患者のうち1割がうつ病を併発しているのです。

　はっきりしているのは、うつ病傾向になると、糖尿病がさらに悪化することです。活動量が減り、ひきこもってアルコールを呑んだり、クスリをのまなくなってしまったりすると、血糖値のコントロールが乱れ、心血管障害や腎症などの合併症を起こしやすくなります。その結果、うつ病を併発した糖

尿病患者の死亡率が高まるという報告もされています。

　このうつ傾向から脱却するのに重要なのが、自分のまわりにいる他人とのコミュニケーションです。誰かに相談すること、愚痴をこぼすこと、その相手としては、迷惑かもしれませんが、家族がいちばんです。もちろん主治医でもかまいません。うつ病と糖尿病の同時治療も可能です。うつ病の前段階でも、軽いクスリを少量服用することで、憂鬱な気分が晴れることもあります。

　糖尿病が悪化し、うつが悪化する、それがさらなる糖尿病の悪化をまねき、さらにうつが悪化……という悪循環を、一刻も早く断ち切ること。糖尿病患者にとって、家族の協力はものすごく大きいのです。

おわりにあたって

「患者が主治医」。

糖尿病ほど、この言葉があてはまる病気もありません。

クスリの開発が進んでいるとはいえ、これをのめば糖尿病が治るとか、何を食べてもいいとか、血糖コントロールがきちんとできる、というクスリはありません。どのクスリも、食事療法と運動療法がきちんとなされていることが前提であり、きちんと自己管理をするのは患者自身です。

「3分の1、3分の1、3分の1なんです」

悲しそうにおっしゃっていたのは、熱心に糖尿病についてのあれこれを、以前、お教えいただいた小坂樹徳先生でした。

「診察室で私が患者にいろいろお話しします。その内容を理解して守り、実行してくれる人が3分の1、そこそこ血糖管理してくれる人が3分の1、残りの3分の1はまったく話が通じません。その人たちは、やってはいけないことをやって状態が悪化し、本当にひどい状態で、また見えられます」

診察室を出た患者が、どのような生活をし、何をどのくらい食べ、どのように運動をし、正しくクスリをのんでいるのか、という情報は患者当人から聞くしかありません。

「だますつもりなら、簡単にだませます。もちろん検査の数値で、嘘を言っていると、ほとんどの場合わかりますが、それは嘘をいわせた私の医師としての腕が未熟なのです」

先生と、ある方の葬儀でいっしょになったことがあります。遺影の男性は、どうやら先生の患者のようで、先生は遺影の前で一礼したあと、ご遺族に近寄り「私の腕が未熟で死なせてしまった」と、低く、でも血を吐くような口調でおっしゃり、さらに深く腰を折られました。その姿と言葉が、今も目と耳に残っています。

　生き方を変える、生活スタイルを変える……ラクなことではありません。じっさい糖尿病と診断された私がまず思ったのは、どうやってこの先、食事療法をやっていこうか、ということでした。料理本を見ずにできる料理はカレーなど2、3しかありません。かみさんに一緒に来てもらっていたらよかったと、しみじみ後悔しました。病院で教えられた食事内容を、きちんと説明する自信がもてなかったからです。
　しかし、そんな泣き言をいっている余裕はありません。糖尿病の治療には、家族の協力が不可欠です。糖尿病という病気を正確に知ってもらわねば、明日からの治療、すなわち食事療法と運動療法がままならないからです。
　境界型と診察されたことを告げ、必要と言われた食事や運動のことを、懸命に説明しました。
　「あなただけ別献立というのは無理」と、はっきり言われました。かみさんはかみさんなりに忙しい……「私もおんなじ献立にする」。耳を疑いました。「だって、あなたの食事内容は万人共通の健康食だって、先生もいってたんでしょ」

それは間違いありません。食べ過ぎず、飲み過ぎない。「腹いっぱい、たらふく」というのは無理ですが、腹八分は、宮崎先生も保証してくれました。「糖尿病食は健康食です」そうもおっしゃっていました。「夜の散歩もつきあうわよ、ヒマだったら」ありがたい話です。

　病院で、看護師の方も、言っていました。「食事に運動、なぜ自分だけこんな厳しい制限に耐えなくてはいけないのかと思ってしまう患者さんもいます。そんな意識をもつと、続けられるわけがありません。やはり家族の方たちが、自分たちも一緒にやるからって、言っていただくと、ご家族のみなさんのためにもいいことなんです」

　食事の内容については、病院でもらったパンフレットを渡しました。ウォーキングについては、ウォーキングシューズを買ってからということになりました。

　これから私は無理のない範囲で、本書で紹介した「ゆるゆるダイエット」と「ゆるゆるエクササイズ」を基本に、生活スタイルを多少変えていくつもりです。

　タバコは一度の決意でやめられましたが、「食」は私の意志力以上の力を持っていそうな気がします。ただ、一度や二度つまずいたとしても、それがいったい何なんだと思えるくらいは、宮崎滋先生の話を理解したつもりです。

　健診でひっかかって、数値が多少わるかったとしても、幸運だと思いましょう。見過ごされていたかもしれないのです。数年後だったら、どうなっていたか。それを考えれば、幸運

だという言葉も、素直に胸に響くはずです。

　いま私たちが享受している社会のすべてが、糖尿病を生み、育てた温床です。しかも、これはがんのように手術で取り去ることはできません。ワクチンを打てば、かからないようにすることもできません。一緒に生きていくしかない病気なのです。
　たぶん、すばらしいクスリがこれからも開発されることでしょう。宮崎滋先生もおっしゃっていました。「血圧もコレステロールも、クスリをのめば、なんとかなる時代になりました。糖尿病も、きっとそうなる時代がやってきます。だからこそ、食事と運動という地味で根気のいる治療法が、さらに重要になるのです」と。
　そんな時代の到来を夢見ながら、さあ、夜の散歩に出発することにしましょう。

　ここまでお読みいただき、ほんとうにありがとうございます。この本が、あなたのこれからの暮らしに、少しでもお役に立つことができたら、望外の喜びです。

尾形道夫

宮崎　滋（みやざき・しげる）
1971年東京医科歯科大学医学部卒業後、東京逓信病院へ移り2001年、内科部長、2010年副院長を経て、公益財団法人結核予防会理事、総合健診推進センター所長。東京医科歯科大学臨床教授。前日本肥満学会副理事長。スローカロリー研究会理事長、肥満症予防協会副理事長。東京逓信病院顧問。
専門は糖尿病、肥満症

インタヴュー・構成
尾形道夫（おがた・みちお）
フリージャーナリスト。1972年早稲田大学第一政治経済学部卒業後、暮しの手帖社に42年間勤務。その間、第3代暮しの手帖誌編集長にも。「むずかしいことをやさしく、やさしいことは面白く」をモットーに、医療畑だけでなく、食の安全など、さまざまな分野に取り組んでいる。

シリーズ
専門医に聞く
「新しい治療とクスリ」
3. 糖尿病

2017年4月10日　初版第1刷印刷
2017年4月20日　初版第1刷発行

(財)結核予防会理事
総合健診推進センター所長
宮崎　滋
インタヴュー・構成　尾形道夫

発行者　森下紀夫
発行所　論創社
東京都千代田区神田神保町2-23 北井ビル
tel.03(3264)5254 fax. 03(3264)5232
web.http://www.ronso.co.jp/
振替口座 00160-1-155266

編集 LLPブックエンド（中村文孝・北村正之）
本文イラスト　久保谷智子
図書設計　吉原順一
印刷・製本　中央精版印刷
ISBN 978-4-8460-1609-8 C0047